Die Naturheilkunde und ihre Gegner

Betrachtungen über
Wesen und Ursachen der Krankheiten,
über Bakteriologie und Biologie

von

Oberst a. D. Spohr

2. Tausend

Preis 1,50 Mark

Leipzig
Verlag von Karl Lentze
1905

Druck von Oscar Brandstetter in Leipzig.

Vorwort.

Der Inhalt der nachstehenden Schrift beschäftigt sich mit den aktuellsten hygieinischen Fragen der Gegenwart: mit dem Verhältnis der *Naturheilkunde* zu ihren *medizinischen Gegnern*, deren Ansichten über *Wesen* und *Entstehung* der *Krankheiten*, besonders der sogenannten *Infektions*-(Ansteckungs-)*Krankheiten* und der an diese geknüpften *bakteriologischen und biologischen Theorien*.

Ursprünglich einer in den letzten 4 Jahren und bis zum Oktober 1904 siegreich geführten Polemik gegen eine Anzahl in der *Straßburger Post*, diesem angesehenen und weitverbreiteten Preßorgane, erschienenen „*Briefe eines Arztes*" entstammend, hat der Inhalt der Schrift neben einheitlicher Anordnung und wesentlichen Kürzungen doch auch sehr wichtige Zusätze erfahren.

Daß der Verfasser der „*Briefe eines Arztes*" sich hauptsächlich auf die *bakteriologischen* Lehren der *Kochschen Schule*, die diesen entstammende *Serumtherapie* und die mit letzterer mindestens seelenverwandte *Schutzpocken-* und *Pasteur'sche Hundswutimpfung* stützte, mußte um so entschiedener zu ihrer Widerlegung auffordern, als alle diese medizinischen Irrlehren, je mehr sie sich in den Augen kompetenter Beurteiler als unhaltbarer Humbug entpuppten, desto reklamehafter und großtuerischer gegenüber dem großen Publikum auftraten.

Der Kampf gegen diese „*Briefe eines Arztes*" war aber unbedingt geboten, weil der Verfasser, ein Dr. med. Lobedank, genau so, wie die jetzt in Deutschland mit recht fragwürdigen Reden in die Erscheinung tretende „*Gesellschaft zur Bekämpfung des Kurpfuschertums*", unter der *Maske* des Kampfes gegen die „*Kurpfuscherei*" in Wirklichkeit nicht nur die Ausübung aller *natürlichen* oder *physikalisch-diätetischen Heilmethoden* seitens *Nichtapprobierter*, sondern auch die **Hauptgrundsätze** dieser **einzig wahren Heilkunde** selbst aufs heftigste bekämpfte.

Bei seiner Widerlegung konnte ich mich im Laufe der Debatte bereits auf verschiedene Schriften aus dem *medizinischen* Lager selbst stützen, wo man mehr und mehr zur Einsicht gelangt, in welche Sackgasse die erbärmliche Theorie von der *Krankheitserregung* durch *Bazillen* geführt hat.

Zunächst war es die 1901 bei R. Roßberg in Leipzig erschienene Schrift *Dr. med. J. Schneiders: „Die Bakterienfurcht, Beiträge zur Frage über die Entstehung der Infektionskrankheiten für Ärzte und Laien“*, welche sich das Verdienst erwarb, alle die zahlreichen, als „*Erreger*“ von Krankheiten ausgegebenen Bakterien einer gründlichen Besichtigung zu unterziehen und sie ihrer Schuld als Träger und Verbreiter von Infektionskrankheiten zu entkleiden.

Ihr folgte 1903 die Schrift von Dr. Felice Costa: „*Serum — Wissenschaft — Menschheit* (übersetzt von M. Quidde, Berlin bei Hugo Bermühler), welche sich speziell gegen die *Serumtherapie* und das diese angeblich stützende *Tierexperiment* wendete, das letztere mit köstlicher Satyre als „*das Blendwerk der Hölle*“ brandmarkend, welches es in der Tat darstellt.

Daß diese beiden Schriften übrigens auf dem Boden der heutigen *Medizin-Wissenschaft* stehen, muß sie in den Augen der ärztlichen Vertreter der letzeren um so kompetenter erscheinen lassen und hat auch für alle außenstehenden den Vorteil, die Berufung auf sie gegenüber *medizinischen* Bakteriologen um so wirksamer und einwandfreier zu gestalten.

Weit gründlicher aber als diese beiden Spezialschriften räumen die seit 1901 erschienenen „*Ärztlichen Berichte aus dem Kreiskrankenhause Groß-Lichterfelde*“ (Berlin bei Rob. Rohde) von Geheimrat Prof. Dr. **Schweninger** mit dem **gesamten medizinischen Hokuspokus** auf, indem sie denselben nicht nur theoretisch, sondern auch durch die Praxis, d. h. die ausgezeichneten Resultate dieser Heilanstalt widerlegen.

Es möge hier zunächst auf den Ausspruch Schweningers in seinem 1904 erstatteten ärztlichen Bericht pro 1903 (Seite 15 und 16) hingewiesen werden, welcher lautet: **Trotzdem aber muß auf das entschiedenste geläugnet werden, daß wir die Heilung eines Kranken oder gar einer Krankheit bewirken, es**

muß geläugnet werden, daß wir „Heilmittel“ in dem heute üblichen Sinne des Worts tatsächlich besitzen.“ *„Natura sanat, medicus curat.“* **„Es, das noch rätselhafte X, die Natur, heilt — nicht wir heilen!“**

Das ist das Wesen des jetzigen Standpunktes *ächter Naturheilkunde* oder *„physikalisch-diätetischer Therapie“*, wie sie auch das von Dr. med. Ziegelroth (Zehlendorf bei Berlin) herausgegebene *„Archiv“* seit einigen Jahren in ebenso geistvoller wie allseitiger Weise vertritt.

Auf diesem Standpunkte steht auch die nachstehende Schrift, welche einerseits in allen Krankheitserscheinungen nur Reaktionen des individuellen Organismus gegen alle und jede Schädlichkeiten erblickt, andererseits zu deren entgültiger Heilung eben nur dessen *Lebenskraft*, wenn auch *unter vernünftiger Unterstützung durch Patient und Arzt*, allein befähigt erachtet. **Alles, was diese Lebenskraft schwächt, kann unmöglich zur Heilung irgend einer Krankheit beitragen.**

Das ist für mich der in einem langen und an Krankheitsgefahren reichen Leben (siehe Abschnitt I, Kap. 3) erreichte archimedische Punkt, von dem aus der bis jetzt noch immer recht beträchtliche Wust des in der Medizin hergebrachten Heilmittelglaubens aus seinen tief in das Volksleben eingesenkten Angeln gehoben werden kann und wird.

Daß das aber geschehen muß, **wenn wir nicht unter abergläubisch-medizinischen Theorieen und ihrer gewerblichen Ausbeutung hygieinisch und finanziell dahinsiechen und kranken sollen,** davon wird, so hoffe ich, jeden denkenden Leser die Kritik der am Schlusse meiner Arbeit in aller Kürze vorgeführten neuesten Gründung des Serumerfinders Behring, wie des armseligen auf Grund der Bazillen-Infektionstheorie in Deutschland aufgeführten Spektakels der *„epidemischen Genickstarre“* überzeugen.

Gießen, Ende Mai 1905. Der Verfasser.

Inhalt.

I. Abschnitt.

Die Naturheilkunde und ihre Gegner.

1. Capitel.

Naturheilkunde und Kurpfuscherei.

Die Bekämpfung recht gemeingefährlicher „Kurpfuschereien" — wer eine Kur verpfuscht, ist Kurpfuscher, und die Anwendung von Giften als Arzneien muß doch jede Kur verpfuschen — hat in neuerer Zeit vielfach dazu gedient, zahlreiche Angriffe gegen *die Naturheilkunde*, also eine Heilmethode zu richten, welche sich gegenwärtig schon allgemeiner Anerkennung erfreut. Wenn ihr diese von seiten wirklicher medizinischer Autoritäten aufrichtig zuteil geworden ist, so haben auch andere Mediziner es für gut befunden, sich dem wenigstens scheinbar anzuschließen, während sie im Grunde dieser natürlichen Heilmethode argwöhnisch und feindlich gegenüberstehen.

Als wirkliche Autorität ersten Ranges befürwortet Geheimer Medizinalrat *Prof. Dr. Schweninger* offen und unzweideutig dieses System, welches allen „Heilmitteln" Urfehde geschworen und stellt diesem durch seine Erfolge fortwährend die allergünstigsten Zeugnisse aus.

Andererseits geben zwar die Herrn Geheimer Rat Prof. v. Leyden und Prof. Dr. Goldscheider in Berlin eine Zeitschrift über „physikalisch-diätetische Heilmethode" heraus, doch findet man in derselben mehr den Schein, als das Wesen der Sache, vertreten und zum Teil sogar zum Deckmantel rein arzneilicher Prozeduren benutzt. Jedenfalls steht diese Zeitschrift an Aufrichtigkeit und Wert weit hinter dem von Dr. med. Ziegelroth (Zehlendorf bei Berlin) herausgegebenen „*Archiv für physikalisch-diätetische Heilmethode*" zurück.

Die Bezeichnung „physikalisch-diätetische Heilmethode" begreift aber im weitesten Sinne den gesamten wissenschaftlichen Inhalt der im Volke unter der Bezeichnung „Naturheilmethode" verbreiteten Erfahrungsheilkunde in sich.

Denn aller „Wissenschaft" muß die Erfahrung vorausgehen. Daß diese dann geprüft und gesichtet werden muß sowohl auf ihre objektive Richtigkeit, wie auf die Stichhaltigkeit der aus ihr abgeleiteten Theorieen, daß sie gereinigt werden muß sowohl von phantastischen, nur der Einbildungskraft entsprungenen Zutaten, wie von Scharlatanerieen und Wunderlichkeiten, die ihr Entstehen sichtlich egoistischen Motiven verdanken, muß und soll uns antreiben, den ächten Kern der Sache völlig rein, für Wissenschaft und Leben brauchbar, herzustellen.

Daß aber eben dieser wissenschaftliche Kern der „Naturheilmethode“, von allem Bombast und marktschreierischen Beiwesen gereinigt, einen scharfen Gegensatz gegen bisher gläubig angenommene Lehren der Medizin, wie z. B. die von den „*Heilkräften*“ der „*Gifte*“, von der „*Serumtherapie*“ und den sich auf diese stützenden, wenn auch zeitlich ihr weit vorausgegangenen „*Pockenschutz*“ durch „*Impfung*“ mit sog. „*Schutzpockeneiter*“ (Lymphe) bildet, darf und soll nicht geläugnet werden.

Wer aber, indem er sich das Verdienst erwirbt, gegen gewissenlose und volksbetörende Scharlatanerie mit gebotener rücksichtsloser Schärfe anzukämpfen, zugleich mit und in dieser den guten Kern der Sache angreift, macht sich verdächtig, entweder den letztern nicht gründlich zu kennen, oder ihn aus besondern Motiven nicht zur Geltung gelangen lassen zu wollen.

So sind in den letzten Jahren in der Straßburger „Post“ eine Reihe von „Briefen eines Arztes“ erschienen, welche neben trefflichen Hieben auf einzelne wirkliche Kurpfuschereien, doch auch gegen die wesentlichsten Lehren der wahren Heilkunde vielfach Front machen. Dasselbe gilt in noch höherem Maße von den Vorträgen, welche die „*Gesellschaft zur Bekämpfung des Kurpfuschertums*“ halten läßt und von der von ihr herausgegebenen Zeitschrift „*Hygienische Blätter*“ (Dr. G. Platen und C. Reißig).

Was zunächst über die Unwissenheit einzelner sog. „Naturheilkundiger“ ausgeführt wird, ist zu wohl begründet, als daß ihm von Kennern dieser Zustände widersprochen werden könnte. Viele Zitate aus den Kneipp'schen Schriften beleuchten in der Tat die „kindlich rührende Unwissenheit“ dieses „Apostels der Naturheilkunde“ in so drastischer Weise, daß sich jeder denkende Leser fragen muß und wird: Woher aber dann der Zulauf zu diesem Heiland und woher sein „Selbstvertrauen und seine behagliche Selbstzufriedenheit“? Der ärztliche Briefschreiber aber gibt selbst zu, daß der Tote „manches Gute geleistet hat, indem er die Menschen zur Einfachheit, Bescheidenheit und Sittenstrenge und zu einem naturgemäßen Leben zurückzuführen bemüht war.“

Sehr richtig, aber warum kam ihm die „wissenschaftliche Medizin“ darin nicht zuvor? Warum fanden viele, wenn auch bei weitem nicht alle, welche jahrelang bei der Medizin vergeblich gesucht, bei Kneipp und seinem einfachen, ja manchmal rohen Verfahren ihre Gesundheit wieder? Diesen Fragen geht der Verfasser der „Briefe eines Arztes“ einfach aus dem Wege, indem er sich vom Pfarrer Kneipp, dessen protestantischem Amtsbruder, Pastor Felke in Repelen, zuwendet und das „Höllengebräu“ von Heilkunde, das in dem von diesem „Naturheiler“ empfohlenen Müllerschen Lehrbuche dem Publikum geboten wird, einer Beleuchtung unterzieht, welche das „homöopathisch-naturheilkundige“ System dieses Pfarrers jedem Denkenden als den mystischen Unsinn erscheinen lassen muß, den es in der Tat darstellt.

Wir aber wollen den oben aufgeworfenen Fragen doch etwas näher treten, weil uns das auch einen Einblick in die Ursachen eröffnen wird, welche der Erscheinung zugrunde liegen, daß Tausende, enttäuscht durch die Mißerfolge der „wissenschaftlichen" Medizin, sich endlich, oft ziemlich kritiklos, dem ersten Besten zuwenden, der ihnen unter dem Aushängeschilde der „Naturheilmethode" wirklich zu helfen verspricht.

Zunächst darf man wohl fragen, ob es nicht ganz natürlich ist, daß man sich eher und lieber *dem* zuwendet, der uns belehrt (was auch die „wissenschaftliche" Medizin recht wohl weiß, aber — ob weise oder unweise, bleibe dahingestellt — in der Regel verschweigt): *daß nur die Natur allein zu heilen imstande ist*, der Arzt sie aber in diesem Bestreben lediglich *unterstützen* kann? „Medicus curat, natura sanat."

Ist es nicht ferner ganz natürlich und logisch, zu glauben, daß Reinlichkeit, frische Luft, gesunde Ernährung, Sonnenschein, Bewegung, Fluß- und Seebäder bessere „Sanitätsmaßnahmen" darstellen, gesundheits-fördernder und -erhaltender wirken, als die Infizierung des menschlichen Blutes mit einem künstlich durch *Vergiftung* von Tieren gewonnenen *„Ansteckungsstoff"?*

Wenn demgegenüber der ärztliche Briefschreiber behauptet, es habe *vor* Felke noch kein „Kurpfuscher" die „Verwegenheit" gehabt, „einen Zusammenhang zwischen *Diphtherie* und *Impfung* zu konstruieren", so ist diese Behauptung ebenso kühn, wie irreführend. Ich konstatiere vielmehr, daß es nicht „Kurpfuscher", sondern namhafte und in der Literatur bekannte Ärzte, wie Dr. med. Oidtmann (Stabsarzt) und Sanitätsrat Dr. Paul Niemeyer gewesen sind, welche nach dem Vorgange des berühmten Impfgegners Dr. Nittinger auf den Zusammenhang zwischen *Impfung* und *Diphtherie* vielfach aufmerksam gemacht haben.

An Stelle der von diesen gelehrten und erfahrenen Ärzten für ihre Ansicht angeführten Gründe und tatsächlichen Erscheinungen, deren Wiederholung mich hier zu weit führen würde, will ich nur *ein* Erlebnis aus meiner eigenen Erfahrung mitteilen, welches einen solchen Zusammenhang deutlich erkennen läßt.

Es war im Juli 1870, als ich aus einer Audienz bei dem damaligen kommandierenden General des immobilen VIII. Armeekorps, Feldmarschall *Herwarth v. Bittenfeld*, in Coblenz entlassen, auf der Straße einem alten Kommilitonen aus meiner Bonner Universitätszeit begegnete, dem Dr. med. *v. Schlegell*. Als ich diesem erzählte, daß ich es soeben beim Feldmarschall durchgesetzt, daß die für die Kriegsschule Engers, deren damaliger interimistischer Direktor ich war, angeordnete Maßregel der Revaccination (weil in Coblenz einige Pockenfälle vorgekommen waren — also *vor* Beginn des Feldzuges und *bevor* ein preußischer Soldat Frankreichs Boden betreten —) nicht zur Ausführung gelange, äußerte Dr. v. Schlegell folgendes: „Schade, daß wir uns nicht vorher getroffen; ich hätte Ihnen dann eine Tatsache mitteilen können, die Ihre Vorstellungen bei Seiner Excellenz noch wesentlich unterstützt haben würde. Ich komme nämlich soeben von der Obduktion der Frau des Militärmützenmachers P. Diese Frau hatte sich vor etwa 14 Tagen *impfen* lassen und erkrankte einige Tage darauf an *Diphtheritis*. Sie starb gestern an *Erstickung*, und die heutige Obduktion ergab, daß die ganze Brust- und Bauchhöhle mit *Pocken* erfüllt waren, während sich auf der Haut keine einzige Pustel zeigte. Ich bin geneigt, zu glauben, daß die Frau P. hätte gerettet werden können, wenn es gelungen wäre, den Ausbruch der Pocken auf die Haut zu bewirken. Leider hat der behandelnde Arzt daran nicht gedacht, während aller Wahrscheinlichkeit nach die Impfung (zweite oder dritte Revaccination) die Ablagerung des Krankheitsstoffes auf die inneren Organe wesentlich begünstigt hat."

Daß *Diphtheritis* mit den exanthematischen Hautkrankheiten: *Masern*, *Scharlach*, *Pocken* häufig in Verbindung auftritt, ist der Medizin übrigens ebenso bekannt, wie, daß die *diphtheritischen* Erscheinungen in dem Maße *nachzulassen* pflegen, als die *Hautausschläge kräftiger hervortreten*.

Wenn sich der Verfasser der „Briefe eines Arztes" übrigens über die nach Tausenden festgestellten Gesundheitsschädigungen durch die Impfung genauer informieren will, so empfehle ich ihm die nicht von einem „Kurpfuscher", sondern von seinen wissenschaftlich gebildeten Kollegen, den DDr. med. Boden, Voigt und Koch seit Jahren im „*Natur- und Volksarzt*" und „*Freien hygienischen Blatt*" (Leipzig) zusammengestellte Statistik dieser Schädigungen. Die genannten Herren haben in dieselbe *nur* die *amtlich* von *beamteten* Ärzten festgestellten Schädigungen aufgenommen.

Wenn ich nun auch den betr. Ausspruch des Pastors Felke als durchaus zutreffend anerkannt habe, so will ich damit im übrigen sein konfuses Heilsystem nicht im mindesten in Schutz nehmen. Aber begreiflich ist es, daß die unwissende Menge dem, der in einem so wichtigen Punkte das vom Volke instinktmäßig als richtig Herausgefühlte vertritt, auch in vielen anderen Punkten den Besitz der „Wahrheit" zutraut, vielleicht gerade in solchen, wo sich seine mystische Weisheit, dem hergebrachten Aberglauben des Volkes entgegenkommend, am weitesten von der wirklichen Wahrheit entfernt.

Die Gemeingefährlichkeit kurpfuscherischen Treibens wird dadurch nur wenig gemindert, daß der Staatsanwalt in einzelnen geeigneten Fällen gegen seine *Folgen* einschreitet. Gegen das „*System*", mag dasselbe noch so korrupt und verkehrt sein, kann er das nicht, wie das wohl am schlagendsten das Gewährenlassen der allem wahren Heilwesen Hohn sprechenden *Serumtherapie* beweist.

Nur *vorbeugende* staatliche Maßregeln, vor allem *Belehrung und Aufklärung des Volkes in hygieinischer Beziehung können hier durchgreifende Abhilfe schaffen*.

Daß zu einer solchen Aufklärung aber die immer wiederkehrende, sich lediglich auf eine längst als irrig nachgewiesene Statistik stützende Behauptung, daß die *Pocken* **durch** — statt **seit** — Einführung der Impfung abgenommen, nicht gerechnet werden kann, liegt auf der Hand.

Gerade derartige, die Wahrheit verdunkelnde Lehren lassen

die sie aufstellenden Ärzte als Gegner einer naturgemäßen Krankenbehandlung erscheinen.

Wie erfolgreich dem abzuhelfen wäre, werde ich im folgenden darlegen.

„Wir Ärzte", so sagt der Verfasser der „Briefe eines Arztes", „sind nicht Gegner der Methoden als solche, sondern nur Gegner der Herren, welche *ohne Kenntnis von den Einwirkungen physikalisch-diätetischer Maßnahmen auf den Organismus* dennoch mit denselben an ihren Mitmenschen herumhantieren und ihre Manipulationen als ‚*Naturheilmethode*' bezeichnen. Wir behaupten, daß zur richtigen Verwendung der physikalisch-diätetischen Therapie das zur Heilkunst unerläßliche Wissen ebenso notwendig ist, wie zum *Verordnen von Arzneien und zum Operieren*."

Was diesen letzten Satz anbetrifft, so muß ich mir erlauben, ihn zu berichtigen bzw. dahin zu erweitern, daß zur *richtigen und vollkommenen Verwertung der physikalisch-diätetischen Therapie noch weit mehr Wissen, Erfahrung und Beobachtungskunst* erforderlich ist, als zum „*Verordnen von Arzneien und zum Operieren*". Auch kann ohne weiteres zugegeben werden, daß einzelne sich hinter dem Schilde der Naturheilkunde deckende sog. „Praktiker" weder dieses Wissen noch die erforderliche Erfahrung und Beobachtungsgabe besitzen.

Aber sieht es in diesem Punkte *bis jetzt* mit dem Wissen und Können der *Mehrzahl der heutigen approbierten Ärzte besser aus?* Wo hätten sie denn die „*physikalisch-diätetische Therapie*" kennen gelernt? Außer in Wien, wo Winternitz schon seit einer Reihe von Jahren, im übrigen auch eng begrenzt und fachmännisch einseitig, Kollegien über *Hydrotherapie* liest, gibt es seit einigen Jahren nur in Heidelberg einen Lehrstuhl für dieses Fach. Seitdem wurde auch in *Berlin* ein Lehrstuhl für „*physikalisch-diätetische Therapie*" errichtet. Es machte aber auf jeden Wissenden einen mehr als sonderbaren Eindruck, als man in den Zeitungen las, daß der zur Besetzung dieses Lehrstuhls bestimmte Professor, Dr. Brieger, sich zunächst in Nauheim aufhielt, um sich dort mit der Behandlung von *Herzkrankheiten* seitens des Medizinalrats Dr. Schott bekannt zu machen. Treibt denn Dr. Schott „*physikalisch–diätetische*" Heilmethode, oder gehört die Nauheimer Salzlake zu den *rein-physikalischen* „Heilmitteln"? Ich meine, daß bei dieser doch die *chemische* Einwirkung schon eine Hauptrolle spielt. Warum wurde nicht *Prof. Schweninger* auf jenen Lehrstuhl berufen, vielmehr gerade wegen seiner *physikalisch-diätetischen* Richtung ebenso fanatisch, wie arzneigläubig kindisch angefeindet?

Der Chemie aber können die Anhänger der reinen physikalisch diätetischen Heilmethode nur insoweit einen Platz innerhalb derselben einräumen, als sie sich durchaus *giftfreier* und als solche *erprobter Nahrungsmittel* bedient.

Andernfalls würde mit den *chemischen* — die ja im weiteren Sinne allerdings auch „*physikalische*" Einwirkungen sind — auch das gesammte gutgefüllte „*Schatzkästlein*" der „*Medikamente*" wieder in die Heilkunde Eingang finden, wie das ja auch, wie wir noch sehen werden, der in und zwischen den Zeilen der „Briefe eines Arztes" deutlich zu Tage tretende Wunsch ihres Verfassers ist.

In der reinen Naturheilmethode aber muß das Prinzip maßgebend bleiben, welches der schöne lateinische Satz ausdrückt: „Medica mente, non medicamentis!" „*Heile mit Verstand, nicht mit Arzneien!*", den Sanitätsrat Dr. Paul Niemeyer so bündig und klar in das kurze Sprüchlein gefaßt hat: „*Heilkräfte, nicht Heilsäfte!*"

Wie es aber in dieser Beziehung mit den Ansichten des Verfassers der „Briefe eines Arztes" steht, zeigen nachstehende Betrachtungen.

Zunächst bedauere ich aufrichtig, ihm schon darin entgegentreten zu müssen, daß er *ohne Einschränkung* erklärt, „*die Ärzte seien nicht Gegner einer naturgemäßen Krankenbehandlung*". Bei der großen Mehrzahl der approbierten Ärzte trifft das *bis jetzt* ebensowenig zu, wie bei ihm selbst.

Daß er der reinen „naturgemäßen" Heilmethode nicht die ausreichende Macht zuerkennt, überhaupt heilbare Leiden ohne weitere Beihilfe, als die des organischen Stoffwechsels, zur Heilung führen zu können, beweist seine Anführung des satyrischen Satzes von Zadec: „Nicht die Ärzte sind es, die heute auf ein *System* eingeschworen sind, sondern jene Apostel des Naturheilglaubens, die auf ihre alleinseligmachende wässerige Doktrin verpflichtet sind."

Dieser Satz enthält *Wahres*, aber ich erlaube mir zu bezweifeln, daß er gerade *das* Wahre, was er enthält, auch hat sagen *wollen*. *Wahr* ist nicht nur, daß die Masse der heutigen Ärzte auf kein bestimmtes System eingeschworen ist, sondern auch, daß sie *überhaupt kein System hat*, nicht einmal insoweit, daß sie aus der Heilkunde reinen *Aberglauben*, wie den an die *Heilkraft von Giften*, ausschlösse.

Die meisten bekennen sich als Anhänger des trivialen Satzes: „*Wir wenden gern alles an, was hilft*," ohne zu bedenken, daß eben durch die ganze Geschichte der Heilkunde sich die Lehre von der Unterscheidung dessen, was *wirklich* und was nur *scheinbar* hilft, wie ein roter Faden hindurchzieht, der noch vielfach verschwimmt, in den Augen mancher Ärzte so undeutlich, daß sie sich *wissentlich* mit der *scheinbaren* Hilfe oft genug behelfen, weil sie an der *wirklichen verzweifeln*. Ich begnüge mich, in dieser Beziehung auf die immer wieder erfolgende Hervorholung des schon so oft verurteilten und verworfenen *Quecksilbers* zur Heilung der *Syphilis* hinzuweisen, während von namhaften Ärzten und neuerlichst sogar von Professoren der Pathologie die *absolute Unheilbarkeit der Syphilis* behauptet wird. *Inzwischen haben viele Tausende sowohl von veralteter Syphilis*, wie von den *Folgeleiden des gegen diese schon verwendeten Quecksilbers*, und nicht minder von allen *akuten dergl. Leiden*, in *Natur- und Wasserheilanstalten völlige Heilung gefunden*. Ja, Professor *Schweninger* sagt in seinem ärztlichen Bericht pro 1901 am Schlusse des Kapitels über Syphilis: „Was auf *anderem* Wege, als durch *Quecksilber*, nämlich durch *Licht*, *Luft*, *Wasser*, *Bäder aller Art*, *Elektrizität*, *Wärme*, *Diät* etc. und zwar bei **allen Formen der Syphilis** zu erreichen ist, sollen die im *Anhange* kurz skizzierten Fälle erläutern."

Dem großen Publikum gegenüber aber hat „man“ es verstanden, dieser hochwichtigen Angelegenheit den Anstrich zu geben, als ob den *acuten* Formen der Krankheit gegenüber das fürchterliche *Quecksilber nötig* und *unumgänglich* sei, während man als Hilfe gegen dessen Folgeleiden allerdings der *physikalisch-diätetischen Heilmethode den ersten Platz einräumt.*

Insofern und auch bezüglich anderer Folgeleiden vorausgegangener Medizinkuren trifft es dann allerdings zu, daß „die physikalisch-diätetischen Heilmethod*en*“ (diese Mehrzahl ist auch bezeichnend, weil sie die strenge Einheitlichkeit *der* Methode läugnet) „von vielen Ärzten jetzt eifrig gepflegt werden“.

Wessen Verdienst ist das aber? Ist diese Pflege aus der eigenen Initiative der Medizin und ihrer Vertreter hervorgegangen, oder haben ihr erst die „Laien der Naturheilmethode“, die *Prießnitz, Rauße, Hahn, Wolbold* usw. Eingang verschafft durch Erfolge, die, anfangs von den Ärzten bezweifelt, ihnen allmählich immer mehr imponierten, je mehr sie sich von ihrer Wirklichkeit und Durchschlägigkeit überzeugen mußten?

Was nun die „*wässerige* Doktrin“ betrifft, als welche Zadec so spöttisch die Naturheilkunde bezeichnet, so möchte ich einmal *die* Heilmethode überhaupt kennen lernen, welche des *Wassers*, aus dem doch der menschliche Körper zu fast $^4/_5$ besteht, *entraten* könnte!

Dagegen hat die Naturheilmethode allerdings in aber und aber Hunderttausenden von Fällen bewiesen, daß sie der *Arzneien* entraten kann, von welchen mit dem Verfasser „der ärztlichen Briefe“ gewiß noch manche seiner Kollegen glauben, daß sie „unentbehrlich“ seien.

Wenn er mit Rübner dafür, daß die Naturheilmethode *alle* Arzneien verwirft, als *Heilmittel* wenigstens, den Umstand für ausschlaggebend erachtet, daß die „Kurpfuscher“ als „Nichtärzte“ giltige Rezepte überhaupt nicht abfassen dürften und hinzufügt: „das ganze Prinzip der *Medizinlosigkeit* beruht also nur auf dem *gesetzlichen Zwang*“, so befindet er sich da in einem doppelten Irrtum und verwickelt sich selbst in unlösbare Widersprüche. Er selbst beweist uns ja, daß der Schäfer Ast und ähnliche wirkliche „Kurpfuscher“ sowohl Rezepte verschreiben als auch selbst solche anfertigen. Und daß ihnen dieserhalb an und für sich bei der im Deutschen Reich herrschenden „*Kurierfreiheit*“ nicht beizukommen ist, davon kann ich ihm ein authentisches Beispiel aus der Nähe der Universitätsstadt Gießen anführen.

Da lebte (oder lebt noch) ein „Kurpfuscher“, der Rezepte verschrieb, die auch von den Apothekern angefertigt wurden, und nach denen die Kranken ganz so, wie unter den von approbierten Medizinern verschriebenen Rezepten, genasen oder starben oder ungeheilt weiterlebten. Dem Mann wollte nun der kürzlich verstorbene Professor der Pathologie R. im Sinne vieler ärztlicher Kollegen entgegentreten und „ihm das Handwerk legen“. Den eifrigen Kollegen aber entgegnete kühl ein angesehener Professor der Chirurgie: „Ja, meine Herren, was wollen Sie denn? *Der* Mann hat freilich *weder studiert, noch ist er approbiert.* Aber — er *stellt seine Diagnosen* nach *denselben Regeln*, wie *wir*, er beachtet bei seinen Rezepten alle Regeln der Therapie, auch die über die Maximal- und Minimaldosen. Wenn die Apotheker seinen Rezepten Folge geben, so ist dagegen nach Lage der Gesetzgebung nichts zu machen, solange man ihm keine fahrlässige Tötung oder Körperbeschädigung nachweisen kann."

Das schlug durch und der Mann durfte seine „Kurpfuscherei" weiter betreiben.

Ein gesetzliches Verbot, daß ein Laie keine Rezepte verschreiben darf, besteht also bis jetzt nicht, daß aber ein solches sehr wünschenswert und nützlich sein würde, namentlich um diese Rezeptschreiberei als ein wirkliches „*privilegium odiosum*" (ein „hassenswertes Vorrecht") der Mediziner klar hinzustellen, werde ich am Schlusse dieses Kapitels nachzuweisen suchen. Würde der Verfasser der „ärztlichen Briefe" in diesem Punkte einverstanden sein, so würde mich das freuen. Daß aber vielen seiner Kollegen gerade an *diesem* Punkte *wenig gelegen* ist, davon glaube ich auch Beweise beibringen zu können.

Und wie äußerte sich die „Pharmazeutische Zeitung" betreffs einer Revision der „Kaiserlichen Verordnung über den Verkehr mit Arzneimitteln"? Nachdem in der Presse darüber verlautete, daß „in Zukunft nur noch *die Mittel zur Beseitigung von Krankheiten*, *nicht* aber die zur *Verhütung* oder *Vorbeugung* von solchen, als *dem freien Verkehr entzogen*, angesehen werden sollten, schrieb das obengenannte Organ der Apotheker: „Wird diese Bestimmung Gesetz, dann ist dem ganzen *Apotheken-*, ja man kann sagen *Arzneiwesen* in Deutschland der *Todesstoß* versetzt, denn die Mittel, *welche Krankheiten wirklich beseitigen*, sind *an den fünf Fingern jeder Hand aufzuzählen*." Man kann bei diesem Zählen ruhig bei o stehen bleiben.

Daß die Voraussicht der „Pharmazeutischen Zeitung" in einer ferneren Zukunft in Erfüllung gehen könnte, glaube auch ich. Dagegen würde zunächst doch der freigegebene Verkehr mit prophylaktischen, d. h. Verhütungs- und Vorbeugungs-Arzneimitteln Deutschland mit einer wahren *Giftüberschwemmung* bedrohen, welche hinwiederum eine Überschwemmung mit *Krankheitsbeseitigungs-* d. h. *Arzneimitteln* zur Folge haben und dadurch die ärztliche Praxis ungemein fördern müßte.

Daß es einzelne unwissende „sog. Naturärzte" gibt, welche die Arzneien deshalb verwerfen, „weil sie von ihnen nichts verstehen", und daß das der Grund sei, weshalb die „*Naturheilmethode*" *die Arzneien verwirft*, ist der zweite *Hauptirrtum* des Verfassers „der ärztlichen Briefe".

Die Anhänger der reinen „*Naturheil-*" oder *physikalisch-diätetischen Heilmethode*" glauben weder an *Heil-* noch an *Verhütungs-* oder *Vorbeugungswirkungen* von *Arzneien* und verwerfen letztere sowohl aus diesem Grunde, wie, weil sie mit den Krankheitserscheinungen auch ohne dieselben vortrefflich fertig werden.

Und in diesem Punkte stehen gerade *medizinische Koryphäen*, sogar aus einer Zeit, welche eine „*Naturheilmethode*" noch *gar nicht kannte*, ganz auf ihrer Seite.

Kein Geringerer, als der ehemalige Professor der Pathologie in Tübingen, Prof. Dr. med. *Oesterlen*, der Verfasser einer, den heutigen Bazillenhumbug im vorhinein abtuenden „*Seuchenlehre*" sprach es schon 1862 aus: „*Mit Arzneien kann man noch nicht einmal einen Schnupfen kurieren!*"

Wie Prof. *Roßbach* (Würzburg, später Jena) den Unfug der Arzneierfindung und Reklame vor etwa 20 Jahren satyrisch gegeißelt, wird auch dem Verfasser der „ärztlichen Briefe" wohl bekannt sein. Das oben angeführte Schlagwort Paul Niemeyers: „*Heilkräfte, nicht Heilsäfte*" ist heute das Prinzip der gesammten „physikalisch-diätetischen Heilmethode", soweit sie diesen Namen verdient. Wer aber noch „*Arzneien*" befürwortet, der ist *kein Gegner* der „*Kurpfuscher*", wohl aber der *reinen Naturheilmethode.*

Warum diese *alle* Arzneien verwirft und verwerfen muß, werde ich weiter unten noch darlegen.

Hier möchte ich zunächst noch so kurz als möglich einige irrige Ansichten und Aussprüche der „ärztlichen Briefe" berichtigen.

Wenn es in diesen heißt: „das *Wesen* der Krankheiten im Einzelnen zu erkennen, ist nach Ansicht der sog. Naturärzte ganz unnötig", so ließe sich darüber wohl eine ganze Dissertation schreiben, in welcher es leicht wäre, nach Kant zu beweisen, daß es ebenso unmöglich ist, das „*Wesen*" der „*Krankheiten*" zu erkennen, wie das „*Wesen*" der „*Dinge*" überhaupt. Wir müssen uns eben mit ihren *äußeren Erscheinungen* und dem *Zusammenhange derselben mit ihren Ursachen* begnügen.

Daß sogar über die letzteren auch die Medizin noch lange nicht überall im Klaren ist, wird auch der Verfasser der „ärztlichen Briefe" wohl zugeben. Jedenfalls werde ich es ihm an verschiedenen wichtigen Fällen beweisen.

Die Zusammenfassung der hervorstechenden äußeren Kennzeichen (Symptome) der Krankheiten zu einem *Gesammtbilde* und *Namen* nennt die Medizin „*Diagnose*". Sie soll die Behandlung der Krankheit bestimmen.

Was Prof. *Schweninger* von dieser „Diagnose" hält, ist sehr drastisch auf S. 11 seines Berichts pro 1903 zu lesen: „*Was nun die leidige Frage des ‚Diagnostizierens' anlangt, so haben wir uns von dem allgemein geübten Verfahren tunlichst emanzipiert. Wir suchen nicht die Verständigung über einen Fall dadurch herbeizuführen, daß wir für das sich uns darbietende Bild blos einen systematischen Namen wählen. Denn gerade im ‚Diagnosenstellen'* — man könnte es manchmal beinahe ‚*Diagnosenunfug*' oder ‚*Diagnosenwahnsinn*' nennen — *in der vermeintlichen Nötigung zum sofortigen ‚Diagnosenstellen' sehen wir einen Grundschaden der von uns als System bekämpften, als Lehre verworfenen Auffassung, eine Behandlung sei erst möglich, wenn die Diagnose gestellt sei. Auf dem Wege dieses lächerlichen Zwangsverfahrens kam es dazu, daß sehr oft fast ausschließlich* **‚objektiv falsche'** *Diagnosen gestellt und Behandlungen eingeleitet und daß der* **blinde Mittelaberglaube** *in die Welt gesetzt wurde.*"

Indem die Naturheilkunde zunächst auf Grund der äußeren Erscheinungen, der Symptome, eine Behandlung des Kranken einleitet, gewinnt das Krankheitsbild ganz entschieden an Deutlichkeit, weil es *nicht durch Arzneien verändert und verwickelt wird.*

Daß „vegetarische Ernährung“ im pekuniären Sinne „nicht unvorteilhaft für die Unternehmer der Naturheilanstalten“ sein soll, wie das die ärztlichen Briefe behaupten, ist doch recht fraglich. Denn, was sie ihnen in der Beköstigung ihrer Kurgäste etwa erspart — es ist sicher weit weniger, als der ärztliche Briefsteller glaubt, weil die Patienten auch die Preise der Anstalten nach dieser Kost taxieren — verlieren sie wieder durch Fernbleiben mancher Patienten der wohlhabenderen Klassen, die ihren üppigen modernen Tisch auch in der Kur nicht missen wollen. Wer ihnen diesen bietet, darf auf Zulauf rechnen, selbst wenn die Kurresultate darunter leiden, die Preise aber recht hoch sind.

Leider haben sich dadurch schon manche Anstaltsbesitzer zur Führung eines doppelten Kurtisches bestimmen lassen, sehr zu Gunsten ihrer Kasse, aber zu Ungunsten der guten Kuren der Patienten.

Im Übrigen ist die vegetarische Beköstigung, welche doch in erster Reihe gutes und reichliches Obst, frische Gemüse u. s. w. in *jeder Jahreszeit* voraussetzt, unter Umständen sogar teurer, als eine gute gemischte Kost.

Sodann bezeichnen die Anhänger der Naturheilkunde die „arzneiliche Behandlung“ niemals als „*Giftmischerei*“, sondern nur als „*Giftheilkunde*“ oder „*Giftbehandlung*“. Der Ausdruck „Giftmischerei“ würde sogar strafrechtlich bedenklich sein, da man darunter doch die Anwendung von Giften *nicht* zum *Heilen*, sondern zum *Töten* von Menschen versteht. Die Ärzte aber, welche sich arzneilicher *Gifte* bedienen, *wollen* (?) doch damit *heilen.*

Was aber die „ärztlichen Briefe“ über Leute sagen, welche allerlei *Kräuter* und *Pulver* anwenden, welche *Haschisch* und *Chloralhydrat* zur *Hypnose*, *Opium* und *Morphium* verwenden, trifft in der Tat die *wirkliche Kurpfuscherei*, die ihr trauriges und gefährliches Gewerbe lediglich unter dem Deckmantel der Naturheilkunde treibt.

Wie den Vertretern solcher „unächten“ Naturheilmethode wirksam beizukommen sein würde, wird am Schlusse dieser Ausführungen erörtert werden.

Wenn nun der Verfasser der ärztlichen Briefe zur Erklärung mancher Erfolge der „Naturheilkünstler“ sich darauf beruft, daß es „viele Leiden giebt, welche *unter* oder *trotz jeglicher* Behandlung in *Genesung* übergehen“, und uns andrerseits eine Reihe von Fällen vorführt, in welchen „Kurpfuscher“ durch unwissende Behandlung Schaden anrichteten oder angerichtet haben sollen, so muß ich darauf doch etwas näher eingehen.

Die unter gerichtlicher Verhandlung festgestellten Fälle: ein Todesfall, verursacht durch Massage und Umhergehenlassen des Patienten bei Blinddarmentzündung, Vereiterung eines Kniees, ebenfalls veranlaßt durch Massage bei Gelenkentzündung, Einrenkung einer Schulter in ganz unsachgemäßer Weise mit sehr schlimmen Folgen für den Verletzten, *Tod* eines siebenjährigen Mädchens, herbeigeführt durch *Kokaineinspritzung* seitens eines Vertreters der „*medizinlosen* Heilkunde“, beweisen nicht nur das, was sie beweisen sollen, nämlich die Unwissenheit und Unverfrorenheit der betreffenden *angeblich* „Naturheilkundigen“, sondern sie legen auch die Frage nahe, ob es richtig ist, daß unsere heutige Gesetzgebung sich damit begnügt, solchen traurigen Folgen für das behandelte Publikum nur ex post (hinterher) strafrechtlich näher zu treten, ob es nicht Mittel giebt und geboten ist, ihnen *vorzubeugen.* Daß das für die jetzt dem Tode oder unheilbarer Schädigung Verfallenden viel heilsamer wäre, liegt auf der Hand.

Ein par andre Geschichten aber, die ebenfalls als Beweismaterial für das Unheil, welches die „Kurpfuscher“ anrichten, uns vorgeführt werden, bedürfen doch einer besonderen Beleuchtung, einerseits, weil sie nicht einwandfrei sind, andrerseits, weil sie zeigen, wie man *selbst die größten Schwächen der Medizinheilkunde noch gegen die sog. „Kurpfuscher“ zu verwenden trachtet.*

Dazu gehört die, mir zufällig genauer bekannte, Geschichte des Kranken, der in der Bilz'schen Naturheilanstalt **ohne** *„Quecksilber und Jod“* „angeblich geheilt“, später von Professor Mrazek in Wien **mit** *„Quecksilber“* „geheilt“ und in der k. und k. Gesellschaft der Ärzte als *„geheilt“* vorgestellt wurde. Dieser Kranke soll in der Bilz'schen Anstalt mit dem Erfolge behandelt worden sein, daß er „schließlich die Anstalt *floh,* von 53 Geschwüren bedeckt und so heruntergekommen, daß er sich kaum noch aufrecht erhalten konnte“.

Fest steht, daß dieser Kranke, nachdem er vorher mit Medikamenten, darunter *besonders* mit *Quecksilber,* behandelt worden, *ohne* geheilt zu werden, dann in die Bilz'sche Anstalt kam. Dort wurde er, nicht von Bilz, sondern von dem, der Anstalt vorstehenden, *approbierten Arzte Dr. med. . . . . .,* freilich und mit vollem Recht, **ohne** *Quecksilber und Jod,* behandelt, und, nachdem er verschiedene, teils auf seine ursprüngliche Krankheit, teils auf die voraufgegangene medizinische Behandlung bezogene Krisen durchgemacht, „nur noch mit geringfügigen Ausschlägen behaftet“ als geheilt entlassen.

Fest steht auch, daß gerade, nachdem seine „Heilungsgeschichte“ in dem Bilz'schen „Gesundheitsrat“ ein par Tage vorher veröffentlicht war, der Kranke in dem von Prof. Mrazek geschilderten Zustande in dessen Behandlung kam.

Zwischen seiner Entlassung aus der Bilz'schen Anstalt aber und seinem Eintritt in die Behandlung des Prof. Mrazek liegt eine *geraume Zeit,* und es ist auch durchaus wahrscheinlich, daß der Kranke die, ihm bei seiner Entlassung aus der Bilz'schen Anstalt gegebenen, Verhaltungsmaßregeln *nicht befolgt* hat. Als dann ein neuer *kritischer Ausbruch* jener „Krankheit“ (?) oder der früher gegen dieselbe gebrauchten *„Medikamente“* (!) erfolgte, begab sich der Patient wieder in *medizinische* Behandlung.

Daß *nach* der *Quecksilberbehandlung* des Prof. Mrazek dann diese *geschwürigen Erscheinungen verschwanden* und *verschwunden waren,* als dieser ihn den Ärzten als *„geheilt“* vorstellte, steht ebenfalls fest.

War das aber *Heilung?* Auf alle Fälle war der Kranke nicht von einem „Kurpfuscher“ sondern von einem *approbierten Arzte* behandelt worden, der freilich den Fehler beging, ihn *vorzeitig* zu entlassen. Daß er in gutem Glauben war, den Kranken völlig geheilt zu haben, als er nichts weiter von demselben hörte, ist anzunehmen. Bevor er aber seine „Heilungsgeschichte" veröffentlichte, hätte er sich doch von seiner völligen Heilung Überzeugung verschaffen sollen.

Wie sieht es aber mit der *„Heilung"* dieses Kranken mittelst *Quecksilber* durch Prof. Mrazek und den „vielen Tausend (angeblich) bei gleicher Krankheit ähnlich Geheilter" aus? Darüber mag sich, wer sich besonders dafür interessiert, in den Werken des Wiener Primararztes Dr. *Hermann* unterrichten, welcher als leitender Arzt im Kur- und Krankenhause an der Wieden in den Jahren von 1858—1888 an 60000 Fälle von Syphilis unter seiner Kontrolle behandeln ließ.

Gegen diese Erfahrung des renommiertesten *Quecksilber-Gegners* ist die meinige verschwindend, obgleich ich auch viele hunderte von Fällen *mit Quecksilber angeblich geheilter* derartiger Kranken kennen gelernt habe, von denen **kein einziger wirklich geheilt** war, wie *das früher oder später zu Tage trat.* Manche derselben gingen später an *Gehirn-* und *Rückenmarkleiden*, an *Krebs*, *Tuberkulose usw. zu Grunde!* Wie oft auch wurden *die immer wieder hervorbrechenden Erscheinungen der Quecksilbervergiftung* mit denen der *ursprünglichen* Krankheit *verwechselt* zum Unglück der armen Kranken!

Aus der Menge der von mir selbst erlebten Beispiele hier nur Eins. Im Anfange der 60er Jahre eröffnete mir ein befreundeter Offizier, damals noch in subalterner Charge, daß er sich leider wieder in eine Klinik begeben müsse, da sein Arzt ihm gegen ein sekundäres Leiden wiederum die *große Schmierkur*, welche er schon *dreimal* durchgemacht, verordnet habe. Ich ließ mir seine Krankengeschichte genauer erzählen, den Ausschlag (sog. Corona) zeigen und gewann die Überzeugung, daß es sich um **Folgeerscheinungen des Quecksilbers** handle, und, daß der Kranke zu Grunde gehen werde, wenn er abermals der Quecksilberbehandlung verfiele. Ich riet ihm, den mir bekannten gut renommierten Chefarzt des Hospitals der Großstadt, die unsere Garnison bildete, aufzusuchen und dessen erfahrenen Rat einzuholen. Dieser, Medizinalrat Dr. F., war ganz meiner Ansicht und sandte den Kranken in eine gute Wasserheilanstalt. Nach mehrfach durchgemachten Ausscheidungskrisen kehrte er sehr gebessert zurück, besuchte aber noch eine Reihe von Jahren hindurch alljährlich auf einige Monate Wasserheil- später Naturheilanstalten, wurde noch Generalleutnant und lebt jetzt, in den 70er Jahren stehend, in Pension. Was wäre wohl aus ihm geworden, wenn jene vierte Schmierkur an ihm vollzogen worden wäre?

Auch die Geschichte des „Polypen" an einem Stimmbande des Kehlkopfes, der von einem „Naturarzte" mit Hals- und Brustpackungen, Gurgelwasser und Bädern vergeblich behandelt, dann durch *Operation* entfernt wurde, worauf „die Heiserkeit verschwand", ist durchaus nicht einwandfrei.

Daß man Polypen durch *Operationen* (mit dem Messer, dem elektrischen Glühdraht u. s. w.) entfernen kann und dann die Heiserkeit momentan! verschwindet, ist ebenso bekannt, wie daß solche „Polypen" häufig wiederkehren, abermals operiert werden und endlich zu **Krebs** oder ähnlichen Folgen führen, wie z. B. bei unserem unglücklichen **Kaiser Friedrich**, der **niemals** von einem **„Kurpfuscher"**, sondern **ausschließlich** von **„medizinischen Autoritäten"** behandelt wurde.

Die *Hauptsache* aber, den Entstehungsgrund dieser *polypösen Wucherung* der Schleimhäute ausfindig zu machen, wird gerade sehr häufig von denen versäumt, welche es so gut verstehen, *im Handumdrehen mit ihrer Entfernung fertig zu werden!* Ja, *entfernt* ist sie, die *Wucherung*, — ist damit aber auch die *Neigung* der Schleimhäute zur *Neubildung* entfernt?

Meist ist der Entstehungsgrund verwickelter Art. Neben zu *eiweißreicher* (Fleisch-) und daher zu Neubildungen disponierender Ernährung bilden gewohnheitsmäßige *Reizungen* der Schleimhäute des Halses und der Mundhöhle durch alkoholische und heiße narkotische Getränke, Kaffee u. s. w., und Genüsse — *Tabakrauchen* spielt dabei *zuweilen eine Hauptrolle* — die nächste Veranlassung zu Entzündungen, die dann, last, not least, gerade durch die übliche medizinische Behandlung mit *Ätzmitteln* der verschiedensten Art (Höllenstein, schwefelsaures Kupfer u. s. w.) eine, chronische Wucherungen und Geschwüre bildende, Form annehmen.

Daß nun, wenn dagegen in naturgemäßer Weise eine, alle jene schädlichen Genüsse ausschließende, eiweiß- und fettarme vegetarische Diät und eine auf innere Aufsaugung (Resorption) gerichtete, die erkrankten Schleimhäute reinigende und stärkende Entziehungskur (feuchte Ganzpackungen, Sonnenbäder und ableitende Sitzbäder spielen dabei eine wichtigere Rolle, als die leichten *örtlichen* Proceduren: Ausspülungen, Hals- und Nasenpackungen) angewendet wurden, solche *Polypen*, selbst nachdem sie, wiederholt *operativ* entfernt, immer wieder neu aufgetreten, *dauernd verschwanden*, habe ich bei *Kehlkopf-, Rachen- und Nasen-Polypen* wiederholt erlebt. Jene oben angeführte „naturärztliche" Behandlung war zwar weder eine ganz zweckmäßige, noch ausreichende, hat aber dem Patienten wenigstens *nicht geschadet.* Ob dann die Entfernung des Polypen auf *operativem* Wege zu einem *dauernden* Erfolge, einer *wirklichen Genesung* führte, werden wir wohl kaum erfahren.

Je nach dem Begriffe, den man mit dem Worte „*Genesung*" verknüpft, ist dann auch der oben angeführte Ausspruch des Verfassers der ärztlichen Briefe *richtig* oder *unrichtig.*

Versteht man darunter bloß *das Verschwinden von Schmerzen und eines bestimmten Symptomencomplexes* bei Krankheiten, dann kann eine solche „*Genesung*" wohl *vorübergehend* eintreten, *trotz ganz unzweckmäßiger Behandlung, selbst mit arzneilichen Giften.* Daß aber nach Anwendung von solchen eine *Genesung* in *dem* Sinne eintreten könne, daß der Patient in *den Stand völliger* Gesundheit wieder eingesetzt werde, eine restitutio in integrum erfahre, muß ich entschieden bestreiten und werde das später beweisen!

Was die, verschiedenen Naturärzten nachgesagten, Versehen bei Diagnosen betrifft, so darf ich mich wohl einfach auf die oben angeführten Aussprüche Prof. *Schweningers* beziehen.

Handelte es sich hier darum, die Versehen, welche auch von tüchtigen *approbierten Ärzten*, ja von *Universitätsprofessoren* in Beziehung auf Stellung von *Diagnosen*, wie Behandlung von Kranken vorgekommen sind und vorkommen, darzulegen, so könnte ich dem Verfasser der „Briefe eines Arztes" mit einem nach Quantität und Qualität weit mehr als ebenbürtigen Material von Beispielen aufwarten.

Ich will mich aber darauf beschränken, nur ein par derselben anzuführen, welche den Satz: *„In's Innere der Natur dringt kein erschaffner Geist"* vielleicht als *selbst für approbierte Ärzte gültig* erweisen möchten.

So wurde in einer großen mittelrheinischen Stadt von einem allöopathischen betitelten Arzte und einem desgl. homöopathischen in voller Übereinstimmung der „interessante" Zustand einer jungen Frau festgestellt, beider mit dem Zusatze, daß eine ungewöhnliche, die vorhandenen bedenklichen Beschwerden begründende, Lage der Frucht vorliege. Eine erfahrene ältere Freundin der Dame stellte indessen, ohne die wissenschaftliche Diagnose der beiden Arzte zunächst im mindesten zu bezweifeln, doch nebenbei fest, daß auch eine *seit drei Wochen anhaltende Stuhlverhaltung* bestehe. Nachdem diese durch mehrtägige Behandlung mittels Unterleibsumschlägen, kurzen milden Sitzbädern und Klystieren in drastischer Weise behoben war, war auch der *gesammte „interessante"* Zustand, *sammt falscher Lage der Frucht natürlich*, verschwunden.

Nicht minder irrten sich in der Diagnose jene Ärzte einer chirurgischen Klinik, die bei einem jungen Mädchen eine *Wanderniere* diagnostizierten. Nachdem das Mädchen, schon auf einer Seite operiert, die dortige Niere aber durchaus normal und am rechten Orte befunden worden, sollte nach Heilung der Operationswunde zur Operation auf der andern Seite geschritten werden. Da machte ein Assistenzarzt darauf aufmerksam, daß das Mädchen seit seinem Aufenthalte auf der Klinik (etwa 8 Tage) noch keine Öffnung gehabt. Weiteres Befragen ergab, daß dies auch schon vorher eine Reihe von Tagen hindurch der Fall gewesen. Eine entsprechende Dosis Ricinusöl beseitigte den Übelstand in sehr erfolgreicher Weise. Damit war aber auch die *diagnostisch festgestellte Wanderniere* völlig verschwunden. Die *„Wanderniere"* hatte in einer *„Kotstauung"* bestanden.

Was soll man endlich dazu sagen, wenn der Chefarzt eines großen städtischen Hospitals, späterer Universitätsprofessor, sich durch das Vorgeben eines jungen Herren, plötzlich *erblindet* zu sein, so weit täuschen ließ, daß er, das Platzen eines Blutgefäßes im Gehirn und Druck des ergossenen Blutes auf die Augennerven diagnostizierend, allen Ernstes nachstehende Kur vorschlug: *Abrasieren des Kopfhaares* und *Einreiben grauer Salbe*, *Zugpflaster hinter die Ohren*, *künstliche Blutegel* an den *Schläfen* u. s. w.? Als der Vater des jungen Herrn, entsetzt ob dieser heroischen Kurvorschläge, doch zunächst die Zuziehung eines Spezial-Augenarztes, des Doktor W. (Quelle dieser Mitteilung) vorschlug, stimmte der Chefarzt dem dann natürlich zu. Dr. W. aber stellte, nach gründlicher Untersuchung des angeblich „Erblindeten", auch mittelst des Augenspiegels, seinerseits die *Diagnose* auf *Simulation.* Er imponierte dann dem jungen Herrn durch die entschiedene Behauptung: *„Sie sind gar nicht erblindet, Sie sehen so gut, wie Sie jemals gesehen"* und brachte ihn so aus der Fassung, daß der „Erblindete" gestand, daß ihn nur die Furcht vor einem bevorstehenden Examen zum Vorgeben seiner „Erblindung" bewogen. So entfielen dann die vorgeschlagene Kur und die Besuche des Chefarztes.

Nun mag zugegeben werden, daß auch sogenannten „Naturärzten" in den beiden letztgenannten Fällen, eine *unrichtige Diagnose* hätte begegnen *können.* Im Falle der *„Wanderniere"* aber würden die von ihnen sicher angewendeten Sitzbäder, Unterleibsumschläge und Massage unfehlbar in wenigen Tagen die **Kotstauung,** *wenn ihnen diese nicht schon das Examen der Patientin verraten hätte,* beseitigt haben und damit auch die vermeintliche Wanderniere.]

Im Falle der angeblichen Erblindung würden jedenfalls die zur Aufsaugung des vermeintlichen „Blutergusses in's Gehirn" angewendeten milden Kopfumschläge (der feuchte Turban) die $^3/_4$ Leibpackungen, ableitenden Sitzbäder und Klystiere nicht allein *nichts geschadet,* sondern wahrscheinlich den vorgeblichen Patienten schon nach einigen Tagen so weit abgekühlt bezw. einschließlich der strengen Diät so sehr gelangweilt haben, daß er sich höchst wahrscheinlich wieder „Sehendgeworden" gemeldet haben würde, wenn er sich auch das Bekenntnis der Simulation vielleicht erspart hätte.

Wenn nun noch der Herr Verfasser der „ärztlichen Briefe" meint, „die Behörden hätten Recht, wenn sie keinen Unterschied zwischen solchen Gesundheitsaposteln machten, welche etwa die Krankheit *besprächen,* und solchen, welche ihre Patienten mit *Wasser, Dampf, Luft, Licht, Massage, vegetarischer Diät* u. s. w. behandeln", so kann ich ihm darin *nicht* beistimmen. Ich gedenke vielmehr zu beweisen, daß gerade in dem hier zu machenden Unterschiede das *α* und *ω* jeder wirksamen gegen die **ächte „Kurpfuscherei"** gerichteten Gesetzgebung bestehen muß, schon um eine solche überhaupt **wirksam** werden zu lassen.

Der Unterschied, den der Verfasser der „ärztlichen Briefe" macht zwischen Patienten, denen „zufällig das Wasser gut bekommt" und solchen „Krankheiten, bei welchen das Wasser nicht angebracht ist", zeigt nur, daß es ihm noch nicht gelungen ist, in das *Wesen* der *„physikalisch-diätetischen"* Heilmethode einzudringen. Denn kurz gesagt: Krankheiten, bei welchen — absolut und allgemein gesprochen — *„das Wasser nicht angebracht ist", giebt es nicht. Nur die Todten* bedürfen des Wassers nicht mehr, und die kann es auch nicht zum Leben erwecken.

Ich wende mich damit zunächst zu der Kritik, welche der Verfasser der „Briefe eines Arztes" sowohl an der „naturärztlichen Literatur" übt, als an dem Verhalten der Anhänger der Naturheilkunde gegenüber medizinischen *sog. Sanitätsmaßnahmen.*

Beistimmen muß man zunächst der berechtigten scharfen Abwehr eines Teils charlatanischer Schriften, welche das, der Naturheilkunde zuneigende, bis jetzt, Dank der mit wenig wählerischen Mitteln betriebenen Propaganda einer- und den tausendfältig zu Tage tretenden medizinischen Mißerfolgen andrerseits, mehr durch Zahl, als Urteilsfähigkeit sich auszeichnende, Publikum massenhaft kauft, sowie, daß diese Schriften manchen Schaden stiften, indem sie das, Belehrung und Gesundheit suchende, Publikum, namentlich der mittlern Stände, irreleiten.

Nicht weniger und jedenfalls *zielbewußter irreleitend* ist aber die Belehrung von der *andern* Seite, wie wir noch sehen werden, wenn wir die *Bakteriologie* und ihre *Ausschlachtung* betrachten.

Der Verfasser der „Briefe eines Arztes" verallgemeinert eben sein Urteil in unzulässiger Weise, indem er die *Auswüchse* der „naturärztlichen" Literatur als *hauptsächlichste* oder gar *einzige* Sorte derselben darstellt. Und doch ist es leicht, nachzuweisen, daß Schriften von *Laien*, wie *J. H. Rausse*, *Th. Hahn*, *Wolbold* und manchen andern*), auch die meinigen, heute noch die reichste Fundgrube für die *ärztlichen* Vertreter der „physikalisch-diätetischen" Heilmethode bilden, ja, daß letztere durchweg auf den Lehren jener fußen. Empfingen sie doch von ihnen den ersten Anstoß zu ihrer neuen Richtung, wenn auch Manche von ihnen — für den Kenner oft in hochkomischer Weise — bemüht sind, den ununterbrochenen Zusammenhang ihrer Wissenschaft mit *Hippokrates*, *Celsus*, *Galenos* und anderen antiken Größen nachzuweisen.

Es liegt eben diesen Bestrebungen die bestimmte Tendenz zu Grunde, das, was sogenannte „*Laien*" — die *ersten* Ärzte dürften doch wohl jedenfalls auch „*Laien*" gewesen sein? — für die *Heilkunst* geleistet, völlig in den Hintergrund treten zu lassen gegen die „*segensreichen Erfindungen tiefgründiger Wissenschaft*": die *Bazillenlehre*, die *Schutzpockenimpfung*, die *Serumtherapie* und was sonst der Produkte mehr sind, welche der auf die *irreleitende Vivisektion* gegründeten „*exakten*" *Forschung* entsprangen.

Würden aber in der Tat in den von den „Briefen eines Arztes" so scharf verdammten Schriften, wie die „Briefe" glauben machen wollen, „*nur*" „*Wasserpackungen*, *Dampfbad*, *Massage*, *gute Luft*, *passende Kost*, *Gymnastik*" — es wird wohl auch von *Sonne*, *Licht*, *Wärme*, von *warmen und kühlen Bädern* und noch manchem andern Nützlichen die Rede sein — empfohlen, so würden sie doch selbst unter der Voraussetzung, daß von diesen Mitteln nicht immer der zweckmäßigste Gebrauch gemacht wurde, für ihre Leser *weit nützlicher* sein, als die *mystisch-statistischen* Darlegungen, welche für die „*Schutzpockenimpfung*", die *Tuberkulin-* und *Pasteurischen Impfungen*, für *Serumtherapie* und *ähnlichen Hokus-Pokus* eintreten. Ich werde darauf noch eingehender zurückkommen müssen, wenn ich die Art und Weise, wie man im Geiste jener Lehren die „*verheerenden Infektionskrankheiten*" *zu bekämpfen bemüht ist*, einer nähern Betrachtung unterziehe.

---

*) Auch das „*Goldne Buch des Weibes*" von *Reinhold Gerling* darf als *ohne gleichwertige Concurrenz* von medizinischer Seite dastehend bezeichnet und kann unbedingt empfohlen werden.

Zunächst nur noch einige Bemerkungen über recht drastische *Irrtümer* des Verfassers der „Briefe eines Arztes".

Er behauptet, „es sei einleuchtend, daß die Naturheilkundigen *gar nicht in der Lage seien*, eine *infektiöse Krankheit frühzeitig zu erkennen*" und zweitens „*es bestehe für sie keine Anzeigepflicht*".

In beiden Beziehungen befindet sich der „Arzt" in *argem Widerspruch mit unsern Medizinalbehörden*, welche doch das vom Reichstage angenommene *Reichsseuchengesetz* ausgearbeitet haben.

Nach § 2, Ziffer 2 und 3 desselben sind „*zur Anzeige verpflichtet*" „der *Hausvorstand*, sowie *jede* mit der *Behandlung* und *Pflege* beschäftigte *Person*". Das „Seuchengesetz" erkennt also diesen Personen auch die *Fähigkeit*, die *Diagnose* dieser Krankheiten zu stellen, *voll und ganz zu*, indem es sie zugleich zur *Anzeige* verpflichtet.

Nicht blos als Irrtum, sondern als eine starke Verirrung muß ich es bezeichnen, wenn der Verfasser der ärztlichen Briefe sich zu nachstehender Äußerung hinreißen läßt:

„Was da in den Schriften der Impfgegner u. s. w. gegen die gesetzliche Impfung geeifert wird, bedeutet *offnen Aufruhr* gegen die Verfügungen, welche die Regierung zum Wohle des gesammten Staates getroffen hat. Die letztere hätte daher allen Grund, *gegen die Schriften der Naturheilkünstler einzuschreiten*."

Ich besitze eine, wie ich glaube, ziemlich vollständige Bibliothek von *impffreundlichen* und *impfgegnerischen* Schriften, habe selbst zwei der letztern: „*die Pocken, ihre Entstehung, Verhütung (nicht durch Impfung) und naturgemäße Heilung*" (Berlin bei G. Schuhr 1891) und „*Die Folgen der Impfung in Volk und Armee*" (Leipzig bei L. Volkmar 1893) verfaßt, und halte mich für einen der gründlichsten Kenner der *impfgegnerischen Literatur Deutschlands, Englands* und *Frankreichs*.

In *englischen* Schriften finden sich nun allerdings unzweideutige Aufforderungen zum *Widerstande* gegen die Impfung, ja ein solcher ist auch seitens *ganzer Städte* mit so *durchschlagendem Erfolge* ins Werk gesetzt worden, daß neuerlichst bekanntlich dort die *Beseitigung des Impfzwanges* im Wege der Gesetzgebung angebahnt worden ist.

Eine deutsche Schrift aber, in welcher „*offner Aufruhr*" — von uns lamm- und vivisektions-frommen Deutschen!! — gegen solche Maßregeln gepredigt würde, ist mir nicht bekannt geworden, würde auch sicherlich strafrechtlich verfolgt worden sein.

In den deutschen impfgegnerischen Schriften wird *die Aufhebung unzweckmäßiger und schädlicher Maßregeln lediglich* im *gesetzlichen* Wege von der *Aufklärung* des Publikums und nicht zum wenigsten der *Behörden* und des *Reichstags* erwartet.

Diese *Aufklärung* aber ist hauptsächlich von erleuchteten Collegen des Verfassers der „Briefe eines Arztes" ausgegangen. Ich nenne von den mehr als 200 sich öffentlich als „*Impfgegner*" bekannt habenden deutschen Ärzten — die Mehrzahl der Herren liebt das: qui tacet, consentire videtur (wer schweigt, scheint zuzustimmen), wobei es so hübsch zweifelhaft bleibt, *wem* von den beiden Gegnern sie zustimmt — nur die Herren Dr. med. *Nittinger* (Stuttgart), Prof. Dr. med. *Hamernitz* (Prag), Prof. Dr. *Adolf Vogt* (Bern), Prof. Dr. *Oesterlen* (Tübingen), Sanitätsrat Dr. *Paul Niemeyer*, Stabsarzt Dr. *Oidtmann* (Linnich), alles Namen vom besten Klange und scharf und logisch denkende Köpfe in der ärztlichen Wissenschaft.

Wünscht nun der ärztliche Briefsteller etwa eine Unterdrückung der ärztlichen Diskussion? Das wäre eine merkwürdige Beleuchtung der von ihm selbst so sehr betonten „Freiheit der Wissenschaft", die nach ihm sich sogar auf die „Vivisektion" erstreckt, die ihrerseits wieder zu den Experimenten mit Menschen seitens der Neisser, Strubell, Ziemssen und anderer geführt hat.

Wer aber die „Aufreizung zur Verachtung gegen die ärztliche Wissenschaft und den ärztlichen Stand" recht eigentlich und kräftig besorgt, wird sich aus meinen folgenden Darlegungen ergeben!

Ich muß da allerdings, um meine Beleuchtung der, wieder Manches Richtige und Wahre mit Irrigem und Falschem vermengenden, bezüglichen Betrachtungen der „Briefe eines Arztes" kurz fassen zu können, einige Punkte, welche die „Briefe" mehr oder weniger im Dunkeln gelassen, die aber für die *Prinzipien* und *Tendenzen* der *Naturheilkunde* von größter Wichtigkeit sind, etwas näher erörtern, womit ich zugleich mehrere meiner im Laufe dieser Betrachtungen abgegebenen Versprechungen einlöse.

Hier stehen oben an die Fragen:

1. Weshalb verwirft die Naturheilkunde **alle Arzneien**, *welche angeblich Krankheiten* **heilen**, *also* **specifisch** *wirken sollen*, *ebenso*, wie *alle*, welche *einzelne Krankheitssymptome* **tilgen** oder **verändern** *sollen?*

Die *Naturheilkunde* sieht die „Krankheitserscheinungen" d. h. Symptomencomplexe, zum großen Teil als *Heilbestrebungen* der Natur an, welche den Zweck verfolgen, den Organismus von eingedrungenen oder durch fehlerhaftes Verhalten in Bezug auf Ernährung, Atmung, Hautpflege u. s. w. *innerhalb* des Organismus gebildeten Krankheitsstoffen zu befreien, Sie erkennt daher auch *nur* die *Natur*, d. h. die dem Körper innewohnende *Lebenskraft* als *heilend* an, der Arzt soll dieses Heilbestreben *unterstützen*, darf ihm aber niemals *entgegenwirken*. Das „natura sanat, medicus curat" („die Natur heilt, der Arzt sorgt") ist daher für sie absolut maßgebend.

Diese *Krankheitssymptome* sind für den Naturarzt beachtenswerte Zeichen darüber, *welchen Heilweg* die Natur einzuschlagen bestrebt ist. Sie dürfen daher am allerwenigsten kurzer Hand *beseitigt* bzw. *unterdrückt* werden, *bevor* sie ihren *Zweck* erfüllen können.

Um ein Beispiel anzuführen, so zeigen die *Ausschläge* bei den *fieberhaften Ausschlagskrankheiten: Masern*, *Scharlach*, *Pocken*, daß der Organismus bestrebt ist, den durch Lungen oder Verdauungswerkzeuge in das Blut gelangten *Giftstoff* durch die *Haut zu entfernen*. Auch das *Fieber* ist dabei eine weitere Hilfe, indem es durch die schnellere Blutbewegung den erstgenannten Prozeß fördert und zugleich abgängige Stoffe durch die erhöhte Wärme rascher verzehrt. Die ältere Behandlung dieser Krankheiten seitens der Medizin mittelst Einreibungen in die Haut, Abführmitteln, Fiebermitteln und dergleichen war daher grundfalsch und hatte die traurigsten Resultate. Die Behandlung mittelst Zuführung frischer Luft, mildfeuchter Ganzpackungen, Halbbäder, wie streng reizloser, leicht verdaulicher Diät und Unterstützung des Stuhlgangs durch milde Wasserklystiere ergab aber bei allen diesen Krankheiten den günstigsten Erfolg, indem sie die Ausscheidung der Krankheitsstoffe unterstützte und beschleunigte. Die Bonner Universitätsklinik hat schon vor langen Jahren so behandelt und z. B. bezüglich der *Masern* eine Statistik über hunderte von Fällen *ohne einen einzigen Todesfall* veröffentlicht.

Auch bei *Pockenkranken* sind im Feldzuge 1870—71 in *denjenigen* deutschen Lazaretten, wo in dieser Weise, *ohne Mitanwendung von Arzneien*, behandelt wurde, keine Todesfälle vorgekommen. Andere Krankheitssymptome wie z. B. Verstopfung des Darms, Behindrung der Atmung (Asthma), stechende und brennende Schmerzen in einzelnen Organen (Milz, Leber, Niere) weisen auf die Funktionsbehinderungen in diesen Organen hin und bilden somit Fingerzeige für die diese Organe unterstützende Behandlung.

Nur durch *Arzneien* darf diese Unterstützung *nicht* stattfinden, weil wir wissen — und dies wird von jeder medizinischen Therapie zugegeben — daß *alle Arzneien ohne Ausnahme*, weil sie eben *keine Nahrungsmittel* sind, sog. „*unangenehme Nebenwirkungen*“ haben. Diese sog. „*Neben*wirkungen“ aber, welche z. B. beim *Chinin* in *Sinnesstörungen* (Seh- und Gehörstörungen schlimmster Art) in *Delirien*, *Herzstörungen* u. s. w. bestehen, sind doch, *logisch gedacht*, eigentlich ihre **Haupt***wirkungen*, da sie *stets* bei *Allen* hervortreten, die diese Arzneien nehmen, bei **Gesunden**, wie bei **Kranken.** Wenn bei *letzteren unter Umständen* — noch lange nicht immer — *Krankheitssymptome gemildert* werden oder *ganz verschwinden*, so ist *diese Neben*wirkung für den Kranken oft ein *sehr gefährlicher Erfolg*, der häufig mit dem *Tode* oder mit längerem *Siechtum* (chronischer Krankheit) bezahlt wird.

Die meisten *chronischen* Krankheiten, die man sehr wohl auch als „*tunlichste Anpassung des Organismus an die Schädlichkeit bezeichnen kann*“, entstehen durch diese *höchst unzweckmäßige Beseitigung acuter Krankheitssymptome durch Arzneien*, von der Medizin *fälschlich* als „*Heilung*“ bezeichnet, womit dann die Beibehaltung schädlicher Lebensgewohnheiten, die zweite *Hauptursache chronischer* Erkrankungen, oft Hand in Hand geht.

Nun hat außerdem eine millionenfältige Erfahrung gezeigt, daß es keine „*unentbehrliche*“ Arznei giebt, sowie, daß man **ohne** *alle Arzneien* weit sicherer und schneller zum Ziele, zur *wirklichen Heilung* und *voller Gesundheit*, gelangt.

Wo *trotz* angewendeter Arzneien eine *sog*. Heilung, d. h. ein völliges Verschwinden der Krankheitssymptome erfolgt, da muß die *eigentliche* Heilung doch erst später mit Wiederausscheidung der angewendeten Arzneistoffe durch den Stoffwechsel, *den Lebensprozeß selbst*, erfolgen. Und das geht niemals ohne neue, wenn auch oft mildere, Erkrankungen von statten.

Das Wort des großen Pathologen des verflossenen Jahrhunderts, Prof. Dr. *Oesterlen*: „*Mit Arzneien kann man nicht einmal einen Schnupfen kurieren*“ hat daher für uns *volle Geltung* und wird sie auch *für alle Zukunft behalten* (s. auch Prof. *Schweningers* Ausspruch über „die ‚*Heilmittel*‘ im heute üblichen Sinne“ im Vorwort).

2. Nun ist auch die zweite Hauptfrage: *weshalb die Naturheilkunde alle Impfungen ohne Ausnahme, die sog. Schutzpockenimpfung, die Pasteursche, die Tuberkulin- und Serumimpfung u. s. w. verwirft?*, leicht zu beantworten.

Diese Antwort lautet, daß eine *künstlich* durch *Blutvergiftung herbeigeführte Erkrankung weder Schutz* gegen eine durch bestimmte Faktoren eintretende natürliche Erkrankung gewähren,' noch einen *Heilfaktor* gegen die bereits eingetretene Erkrankung abgeben kann, während wir andrerseits *völlig ausreichende* und *sichere* Mittel kennen, diesen Erkrankungen *vorzubeugen*, oder sie, wenn bereits eingetreten, zu *heilen*, soweit letzteres — *überhaupt möglich ist* und nicht ein bereits zu weit vorgeschrittenes Stadium, wie bei Tuberculose, Diphtheritis und andere schweren Krankheitsformen, die Heilung verhindert.

Daß die sog. *Schutzpockenimpfung* vor dem Befallenwerden von Pocken nicht schützt, hat die vor Ausbruch des Krieges von 1870 auf Anraten ihres Generalstabsarztes *frisch revaccinierte* Napoleonische Armee bewiesen, in welcher später bei den Einschließungen in *Metz, Paris, Langres* aus ganz natürlichen Gründen: Mangel an frischer Luft, genügender Unterkunft, Reinlichkeit und guter Nahrung — alles Momente, die bei den auf langen Märschen massenhaft transportierten Gefangenen noch stärker wirkten — die Pocken zahlreich aufgingen. Daß auch 6500 Pockenkranke der *mobilen* deutschen Armee in den *Lazaretten* behandelt wurden, während *viel zahlreichere auf den Märschen bei einfachster Hautpflege wieder genasen*, soll hier nur nebenbei erwähnt werden.

Noch schlagender beweisen es die an 1 200000 betragenden Erkrankungen an *Pocken* in Deutschland in den Jahren 1870—72, bei denen 96% der Erkrankten geimpft und nach Dr. Oidtmann auch größtenteils „revacciniert“ waren. Nichtsdestoweniger traten an 10% Todesfälle ein, wobei der Tod am allerwenigsten in bezug auf Geimpfte und Revaccinierte milder verfuhr.

Die *Irrlehre* der *Schutzpockenimpfung* beginnt aber schon mit dem *grundfalschen Dogma*, daß das *einmalige Überstehen der Pocken vor weiterer Erkrankung an denselben schützen* soll.

Das *gerade Gegenteil* ist der Fall, wie das nicht nur die Statistiker *Kolb* und *Löhnert*, sondern auch berühmte Mediziner, Professor *Hebra* in Wien und andere, festgestellt haben. Wer die *Pocken* schon durchgemacht, hat *siebenmal* mehr Aussicht, zum zweiten Male daran zu erkranken, als ein noch nicht daran erkrankt Gewesener, *überhaupt* von ihnen befallen zu werden.

Ich lernte vor einigen Jahren einen gebildeten Herrn in Sachsen kennen, der, zum ersten Male im 12. Lebensjahre *unmittelbar nach der Revaccination* an den *Pocken* erkrankt, in den nächsten 20 Jahren noch *19 Mal* von ihnen befallen wurde. Dann, bei der *letzten* Erkrankung *naturgemäß*, wie oben angedeutet, behandelt, war er seitdem — es waren etwa 6 Jahre her — verschont geblieben.

Einige meiner persönlichen Erfahrungen dürfen hier nicht unerwähnt bleiben. Im Mai 1866 erkrankte in Bonn die Gattin unseres Hausarztes, Sanitätsrat Dr. *Kalt*, an den „*schwarzen Pocken*“ und *starb*. Diese Dame war, wie ich wiederholt aus dem Munde ihres Gatten selbst erfahren, von diesem, damals sehr impfgläubigen, Herrn während seiner 36 jährigen Ehe alle 2 Jahre und jedesmal „*mit Erfolg*“ „revacciniert“ worden. Wo war da der *Pockenschutz?* Die Dame war die *einzige* Person, die damals in Bonn an den *Pocken starb*. Liegt es nicht nahe, zu schließen, daß *die vielen Impf-Blutvergiftungen den Blatternstoff in ihrem Körper erst recht entwickelten?*

Im Jahre 1870 im Dezember erkrankte mein Adjutant, Leutnant Schmidt, in Evigny vor Mézières stark an den Pocken. Er war nach eigner Angabe *fünfmal „mit Erfolg“ geimpft*. Von meiner 800 Mann starken Abteilung erkrankte nur *er allein an den Pocken*. In dem kleinen, nur 4 m im Geviert messenden, mit Klinkerfußboden und offnem Kaminfeuer versehenen Gemach, welches ich mit ihm teilte, behandelte ich den Herrn, der nicht in's Lazarett wollte, bei 15—20° R. Kälte mit feuchten Packungen, Abwaschungen, Klystieren und Diät mit dem Erfolge, daß er in 8—10 Tagen genas, fast ohne sichtbare Narben.

Nach der Einnahme von Mézières im Janurar 1871 mußte ich in Mohon, der befestigten Vorstadt von Mézières, in die Mairie quartieren, welche während der Belagerung als *Pockenlazarett* gedient hatte und unter dem Schutze des rothen Kreuzes unversehrt geblieben, während das übrige Mohon durch das Bombardement fast völlig in Trümmer gelegt war. Als ich mich in dieser Mairie einquartierte, war sie erst seit zwei Tagen von den Kranken geräumt und gereinigt. Die heutige „Desinfektion“ kannte man damals noch nicht. Ich quartierte mich in eine große dreifensterige Stube des ersten Stockes ein, in welcher vier Betten standen, von denen ich mir das in der Südwestecke stehende auswählte. Als ein par Tage später der Eigentümer des Hauses, der damals in Charleville wohnende Maire, mich besuchte, sagte er ganz entsetzt: „Sie haben die Stube gewählt, wo die meisten Pockenkranken gestorben sind, in Ihrem Bette sind *acht Pockenkranke gestorben*.“ Ich entgegnete ihm kühl: „das Zimmer sei gescheuert, gelüftet und bei offenen Fenstern geheizt, die Bettstellen seien mit heißem Wasser abgeseift, die Bettwäsche und Wolldecken frisch gedämpft und gewaschen“. „Aber die Matratze“ — entgegnete er — „ist *dieselbe*“, ergänzte ich, woher sollen wir auch wohl neue nehmen?“ Ich schlief 14 Tage recht ruhig darauf, blieb, obgleich oder *weil? niemals impfgeschützt*, gesund und vergnügt. Aber auch von den, allmählich durch die große Kälte aus den Trümmern der Vorstadt zu mir ins warme Quartier getriebenen, obgleich sämtlich *impfgeschützten*, doch anfänglich recht pockenfürchtigen, Offizieren erkrankte *kein Einziger*.

Ich bin von 1870—1874 mit einer großen Zahl Pockenkranker, darunter Fälle von schwarzen und confluierenden Pocken, in Berührung gekommen, die alle bei einfachster Behandlung, wie oben erwähnt, geheilt wurden.

Dr. med. *Albu*, der 1870—71 in Kolberg 800 pockenkranke Franzosen mit vollem Erfolge behandelte, sagt: „Nur schwer an den Pocken Erkrankte brauchen das Bett zu hüten. Leichter Erkrankte genesen schnell in frischer Luft beim Gebrauche der täglichen Waschungen und Bäder." Er ließ seine meisten Pockenkranken in der Persante baden und nennt die Pocken *„eine lächerliche Krankheit"*.

Braucht es da noch eines künstlichen Schutzes durch eine *Blutvergiftung*, die, wie amtlich festgestellt, in Tausenden von Fällen *schwere Erkrankungen* (an *Skrophulose*, *Tuberkulose*, *Impfrotlauf*, *Impfbrand* u. s. w.) und *Tod* zur Folge hat? *Frische Luft* und *Reinlichkeit* sind der *beste und einzig wirksame Schutz.*

Muß ich noch daran erinnern, daß trotz des strengen Impfgesetzes von 1874 von da bis auf den heutigen Tag — 1900 gab es *schwarze Pocken* in der Mark und in Frankfurt a. M., und seitdem bis heute kamen ächte Pocken vor in Glogau, Metz, Straßburg, Bochum, Recklinghausen, Hettingen, Witten, Coesfeld, Flensburg, Bronsko (Kreis Breslau), Algringen (Kreis Diedenhofen) u. s. w. aber — nicht zu vergessen *wiederholt* auch in *Berlin*, der *Hauptproduktions-Stadt* des *Impfschutzes* — *alljährlich* da und dort kleinere oder größere *Epidemien* an *Pocken* im Deutschen Reiche aufgetreten sind?

Und dabei machte man recht kuriose Erfahrungen! So *impfte* Dr. med. *Debey* 1882 in Aachen von den 60—70 in seinem Hospital an den Pocken behandelten eine Anzahl *eben Genesener*, offenbar im Glauben und in der Erwartung, daß die *„Impfung"* **nicht** *„anschlagen"* werde, weil die betr. Impflinge ja eben erst *gepockt* hatten, also des *„wirksamsten" Schutzes* — nach dem Impfglauben — *im höchsten Maße teilhaftig waren.* Aber siehe da: *die Impfung schlug bei Allen an, eine ziemliche Anzahl der Geimpften erkrankte aufs Neue an den Pocken* und — **Einige starben!**

Wie urteilslos aber blinde Impfgläubigkeit machen kann, bewies vor einigen Jahren (1900) ein angesehener Arzt und Professor in Frankfurt a. M. Als dort ein achtmonatiges Kind *acht Tage, nachdem es der Impfung unterzogen worden,* an den *schwarzen Pocken* erkrankte, aber unter naturheilverständiger Behandlung *genas*, schrieb jener Professor **nicht** das **Erkranken** an den **Pocken,** wohl aber die **Genesung** des Kindes — der **Impfung** zu! Risum teneatis amici!

Genug und übergenug! Wer sich nun von unsern Lesern genauer unterrichten will, findet Material und Quellen in meinen oben erwähnten billigen Schriften.

Bezüglich der *Tuberkulose-Impfung* kann ich mich kürzer fassen. Viele Tausend Schwindsüchtige sind 1890—91 *ihr*, der gerühmten *Schwindsuchtsheilung*, erlegen, und *Virchow* hat damals an 89 Leichen die schnelle Ausbreitung *neuer Tuberkelheerde* durch sie nachgewiesen. Der Erfinder erfand neue *Tnberkuline* bis incl. No. V. Nach den neuesten Nachrichten soll er aber im Oktober v. J. in Paris einem Mitgliede der dortigen Akademie gegenüber nur noch die *diagnostische* Wirkung dieses geistvollen Mittels betont haben. *Der* Herr ist nicht leicht aus der Fassung zu bringen. Wir werden uns mit ihm später noch eingehender zu beschäftigen haben.

Und die *Serumtherapie?* Gesetzt, auch das Beste, was ihr Erfinder *Behring* von ihr behauptet, nämlich, daß sie die Todesfälle an Diphtheritis von 40—50% (bei **medizinischer** Behandlung) auf 26% herabgesetzt habe, wäre richtig, so erklärt sich das aller Wahrscheinlichkeit nach teils durch die infolge der Serumtherapie endlich verlassene furchtbare Behandlung mittelst Ätzungen der Halsschleimhäute, teils durch die im Beginn der Erkrankung doch *sehr unsichere Diagnose*, die im Zweifel **jede** Halsentzündung als „*Diphtherie*“ ansieht. Und dabei die vielen bösen Folgen: *Lungenentzündung*, *Nierenentzündungen*, *Gelenkentzündungen*, *Hautausschläge* verschiedenster Art, *plötzliche Todesfälle an Herzlähmung* (Fall *Langerhans* und ähnliche), *Erkrankungen* an *Rotz* (bei einem Berliner Arzt, der sich „prophylektisch“ mit *Serum* geimpft, von ihm selbst festgestellt, während Tierarzt *Geibel* in Höchst diese Gefahr überhaupt als sehr naheliegend ansieht)!!!

Die *Naturheilkunde* aber erzielte lange, *bevor* Behring sein Serum an künstlich krank gemachten Pferden produzierte, und in einer Zeit, wo man noch ebenso sorgsam, wie sparsam mit der Diagnose: „*Diphtheritis*“ umging, *hervorragend bessere Resultate.*

In einer Statistik von Dr. Wachsmuth (Berlin) über 602 Fälle ergaben sich nur 4, also ²/₃% Todte und Winternitz hatte unter 102 Fällen keine Todten. In einer Statistik des *Reichsgesundheitsamtes* über die **Serumbehandlung** im ersten Quartal 1895 lesen wir, daß von 2228 so *Behandelten* 386 oder *17,3%* starben, und unter den 1076 als *schwer* bezeichneten Fällen — wohl die *allein* als *wirklich sicher diphtheritisch* anzusehenden — die *Sterblichkeit* sogar *32,9%* erreichte.

Prof. *Dr.* **Ranke** sagt in seinem in der „*Münchener medizinischen Wochenschrift*“ erstatteten Bericht über die ersten *acht* von ihm mit *Serum* behandelten Diphtheriefälle: „Das Resultat (es starben 7 von den 8) war ein so trauriges, daß wir beschlossen, die *Versuche aufzugeben.* Insbesondere hatte uns das Auftreten einer Form von *Pneumonie* erschreckt, die wir in dieser Weise an unseren *Diphtherieleichen* früher nicht gesehen hatten.“

Und da sollte die *Naturheilkunde* von einem *solchen Mittel* Gebrauch machen?

Wir werden uns mit den *medizinischen Erfindern* später noch etwas eingehender beschäftigen müssen.

Zunächst aber muß ich das Verhältnis der *Naturheilkunde* zur *Bazillenlehre* noch einer flüchtigen Betrachtung unterziehen.

---

2. Capitel.

Naturheilkunde und Bazillenlehre.

(Eine vorläufige Betrachtung.)

Glaubt die „Naturheilkunde“ an *Bazillen?* Gewiß, an ihr *Dasein* glaubt sie, wie an das der *Sonne.* Wir wissen durch die wissenschaftlichen Untersuchungen der Professoren *v. Naegeli*, *Wigand*, *Hofmann* und vieler Anderen, daß diese „**kleinsten** *Lebewesen*“, die wir bis jetzt kennen, eine großartige Rolle in der Natur spielen, daß sie aller Wahrscheinlichkeit nach den Übergang von der **anorganischen** zur **organischen** Natur vermitteln.

Daß sie aber Krankheits-**Ursachen** darstellen, wie das R. Koch und seine Anhängerschaft bezüglich der Cholera, Tuberkulose, Diphtherie, des Typhus u. s. w. behauptet, das glaubt die *Naturheilkunde nicht*. Sie hält die *besonderen*, bei verschiedenen sog. Infektionskrankheiten auftretenden *Formen* von Bazillen für *Begleit-* und *Folge-Erscheinungen* stark entwickelter *Krankheitsstoffe* und hat dafür durchschlagende Gründe.

Daß die als „*spezifisch*" angesehenen *Bazillenformen* schwerster sog. Infektionskrankheiten *an und für sich keine Krankheit erzeugende Kraft* haben, hat mit mathematischer Schärfe der preußische Stabsarzt Dr. *Hiller* bewiesen. Indem er die Bazillen der Cholera, Diphtherie, Tuberkulose, des Milzbrands u. s. w. durch Filtration und Waschung mit destilliertem Wasser von allen anhängenden Krankheitsstoffen reinigte, sie dann an empfänglichste Versuchstiere verfütterte und verimpfte, wies er ihre *absolute Unschädlichkeit* nach: „*sie erzeugten nicht die leisesten Krankheitssymptome*".

Verimpfte oder verfütterte er dagegen die von ihnen *abfiltrierten* Stoffe, so entstanden allerdings schwere, oft *tödliche* Erkrankungen, gefährliche *Darmentzündungen*, *Herzlähmungen*, *Krämpfe*, aber *keineswegs* die *spezifischen Krankheiten*, denen die Bazillen entstammten.

Diese Krankheiten konnte man nur *unter Umständen* mit dem, die Bazillen enthaltenden **Gesammtkrankheitsstoff** erzeugen.

Das beweist, daß diese **Bazillen an und für sich unschädlich sind**, daß sie wahrscheinlich nur die lebendige Organisation gewisser Krankheitsabsonderungen darstellen, die *durch sie* — wie Fäulnißstoffe durch den Fäulnißbazillus, bacterium termo, — *vernichtet* bezw. *in andre Verbindungen übergeführt werden*.

Daß wir bezüglich der Lehre von der Krankheitsübertragung durch die Koch'sche Theorie nicht weiter gekommen, sondern gegen ältere Zeiten zurückgeschritten sind, ist unschwer nachzuweisen, wie in einem spätern Kapitel geschehen wird. Ich muß mich hier auf nachstehende Ausführungen beschränken.

Offenbar waren die von Koch, Löffler, Gaffky u. s. w. in den Krankheitsausscheidungen von Cholera-, Tuberkulose-, Diphtherie-, Typhus- und andrer Kranken gefundenen Bazillen auch früher d. h. *vor* ihrer Entdeckung in diesen enthalten. Demnach müssen auch die ältern, mit diesen Krankheitsausscheidungen gemachten Versuche heute noch gelten.

Die Cholera halten Indier und Mohamedaner, die wohl die meisten Erfahrungen in dieser Beziehung haben, überhaupt nicht für ansteckend. Die Cholera ist eine epidemische, durch gleiche Ursachen (namentlich verunreinigtes Trinkwasser, unpassende Diät u. s. w.) bei vielen diesen unterworfenen Personen gleichzeitig oder in naher zeitlicher Folge auftretende, aber *keine ansteckende* Krankheit. Wer sich diesen Ursachen zu entziehen vermag, kann sich unter Tausenden von Cholerakranken ohne die geringste Ansteckungsgefahr Monate und Jahre lang bewegen.

Professor *Phöbus* (Gießen) hat schon in den 30er Jahren des vorigen Jahrhunderts bei *Cholerakranken* und *Choleraleichen* im *selben Bett* geschlafen, *Erbrochenes* und *Exkremente* von *Cholerakranken gegessen, ohne zu erkranken.* Andere Ärzte haben ihm das mit demselben Erfolge nachgemacht. Die negativen Resultate der Professoren *v. Pettenkofer* und *Emmerich*, welche systematisch frische Koch'sche Bazillenculturen — also nach Koch *concentrierteste* Cholera-*Ursachen* — genossen, sind ebenso bekannt, wie die des indischen Generalarztes Dr. *Cunningham*, der dergl. literweise in Wasser ohne Schaden trank.

Der berüchtigte *Kommabazillus* Koch's hat sich in den Abgängen *leicht Durchfallkranker* und in denen *ganz gesunder* Personen gefunden. Er hat sich aber umgekehrt in mit *Tode* geendigten *Cholerafällen* mit dem *klinischen Bilde ächter asiatischer Cholera* — wie z. B. bei den, von Medizinalrat Dr. *Guttmann*, einem der unterrichtetsten Schüler Koch's, vor einigen Jahren in Berlin behandelten Fällen aus dem Rummelsburger Corrigendenhause — **nicht** vorgefunden.

Dasselbe ist mit dem Löffler'schen *Diphtheriebazillus* der Fall. Er kommt im Mundschleim *ganz gesunder* Personen vor und hinwiederum in *schwersten Diphtheriefällen* öfters *nicht.* Koch und seine Schüler sind allerdings in der Konsequenz ihrer Lehren bis zum Äußersten — der Franzose würde sagen „bis zum nonsens" — gegangen. Nach Koch ist ein *gesunder* Mensch *cholerakrank*, wenn in seinen sonst normalen Abgängen der *Kommabazillus* gefunden wird, und ein unter allen klinischen Zeichen asiatischer Cholera Gestorbener hat keine Cholera gehabt, wenn sich kein *Kommabazill* in seinen Gedärmen findet. Und so ähnlich bei *Diphtheritis.*

Daß eine derartige Diagnose für die Krankheitserscheinung und deren Behandlung *absolut wertlos* ist, liegt auf der Hand. *Die Naturheilkunde kümmert sich um den Bazillus nicht, aber sie läßt die Krankheit heilen.*

Noch etwas anders liegt die Sache bei der *Tuberkulose.* In eben in der Bildung begriffenen frischen Tuberkeln fand man *keinen* Tuberkelbazillus, in ältern, in *Eiterung* begriffenen fand man ihn *massenhaft.* In geheilten, verschrumpften, vernarbten oder verkreideten war er wieder verschwunden.

Kann es klarere Beweise geben, daß er *nicht* die *Ursache*, sondern das *Erzeugnis* dieser Krankheit ist, deren Ursachen man seit Tausenden von Jahren in der Einwirkung schlechter, stauberfüllter Luft, schlechter Ernährung, Elend, Ausschweifungen aller Art, vorausgegangener Lungenentzündung u. s. w. kennt?

Ich schließe vorläufig diese kurze Excursion auf ein hochinteressantes und unendliches Gebiet mit dem merkwürdigen *Masernbazillus*, den die Doktoren Conon und Pielicke vor einigen Jahren im Blute von an Masern Erkrankten entdeckten. Er *fehlt* im *Anfange* und auf der *Höhe* der Krankheit. Erst, wenn das *Fieber abfällt*, erscheint er massenhaft im Blute der sich der Genesung nähernden Kranken. Daß er nicht die *Ursache* der Krankheit sein kann, haben die Entdecker selbst eingesehen und ihm eine Entfieberungsrolle zugeschrieben. Vielleicht eben deshalb hat ihn die Koch'sche Schule noch nicht als seinen blaublütigen Vettern ebenbürtig anerkannt. Denn ein *ächter* Bazillus *soll* und *muß* die *Ursache* der betr. Krankheit sein!?!

Was nun auf diesem Gebiete die traurige und grausame Vivisektion, das sog. „pathologische Experiment" geleistet hat, ist nur eben dieselbe Verwirrung und Verirrung, die sie überall hervorbrachte, wo man sie zur Forschung verwendete. „Das Geschimpfe auf die Vivisektion", wie sich die „Briefe eines Arztes" ausdrücken, hat innerhalb der Naturheilkunde, wie innerhalb der Medizin, nur immer in dem Nachweise des entsittlichenden und demoralisierenden Einflusses dieser nutzlosen Grausamkeiten bestanden, wobei kaum ein Ausdruck gefallen ist, der dieses freiwillige Tierhenkertum so gekennzeichnet hätte, wie es sich eigentlich gebührte. Wozu es geführt hat, haben die Syphilisüberimpfungen eines Neißer, die Krebsübertragungen Bergmann's und anderer, haben die Versuche eines Strubell bei Zuckerkranken und Hunderte von ähnlichen Experimenten gezeigt, über welche die „Real-Encyklopädie der gesammten medizinischen Wissenschaften" von Eulenburg auf zahlreichen Seiten mit naivster Offenheit Aufschluß giebt.

Wie die Vivisektion von ihren eignen Ausbeutern, den berühmtesten — oder berüchtigtsten? — am Ende ihrer Laufbahn oft auf's schärfste verurteilt wurde, darüber hat Dr. med. *Grysanowski* eine Anzahl von Ausprüchen gesammelt.

Neuerlichst hat ein anderer Mediziner und hochgebildeter Arzt, Herr Kreisarzt Dr. med. *I. Paffrath* in St. Goarshausen sich in seiner Schrift „*R. Virchow's Rede über den Wert des pathologischen Experiments*" (dieses kleine Schriftchen ist durch den „*Weltbund zur Bekämpfung der Vivisektion*", in Dresden, Cranachstr. 18, zu beziehen) in ebenso geistvoller, wie scharfer Kritik über die Vivisektion und ihre Verherrlicher geäußert.

„Den Mund stets voll von Versprechungen, die Hände leer" — so heißt es dort S. 9 —, das ist das sich stets gleichbleibende typische Bild des Vivisektors, von einem solchen selbst gezeichnet. Woran mag Virchow gedacht haben? Wahrscheinlich an alle die Segnungen, die sich demnächst in ungeahnter Fülle über die zu immunisierende Menschheit ausgießen werden."

„In der Tat ist das der letzte Strohhalm, die Bakteriologie und ihre vermeintlichen Erfolge, an welche die Verteidiger der Vivisektion sich anklammern. Leider (?) aber wird ein Erfolg nach dem andern zu Schanden. *Das Tuberkulin hat sein Fiasko längst hinter sich, das Diphtherie-Serum folgt ihm trotz aller tendenziösen und unwahren Statistiken, nach,* von dem Tollwut-, dem Tetanus-, dem Pest- und Cholera-Serum und, wie alle die entdeckten und demnächst zu entdeckenden Serum's heißen mögen, ganz zu geschweigen."

Diese „*Immunisierungen*" betreffend hat selbst Virchow den Mangel an *Logik* gegeißelt, der ihren Lehren zu Grunde liegt, indem er äußert: „Vieles, was jetzt gesündigt wird, würde nicht stattfinden können, wenn die Einzelnen strenger in *Logik* geschult wären!"

Ja, die *Logik!* Sie führt notwendig zur *Naturheilkunde,* und ich lade die Leser ein, im Folgenden einige der *Hauptstationen,* welche ich in *Krankheit* und *Lebensgefahr* auf meinem nun 77 jährigen Lebenswege zurückgelegt habe, rückschauend mit mir zu besuchen, um sich selbst zu überzeugen, mit **welch' strenger Folgerichtigkeit ein denkender Mensch der Naturheilkunde zugeführt wird.**

---

3. Capitel.

Der logische Weg von medizinischer zur Naturheil-Anschauung durch eigne Lebenserfahrung.

Im Jahre 1847 studierte ich in Bonn jura et cameralia. Im 4. Semester, im November in tiefdunkler Nacht stürzte ich in einen fünf Fuß tief eingeschnittenen Bach und verletzte mir das rechte Fuß- und weit erheblicher das Kniegelenk. Drei Tage der Behandlung durch Dr. med. K. (dem schon in Kap. 1 erwähnten späteren Sanitätsrat) mittels dreimal täglich 12 Blutegel, Nachblutenlassen und Bleiwasserumschlägen verschlimmerten das Übel sehr bedeutend. Das unbiegsame, stark steife Knie hatte den zweifachen Umfang wie normal, war blaurot und die Geschwulst torpide. Es wurde der Geheime Medizinalrat Professor Dr. N. zugezogen. Nach eingehender, für mich recht schmerzhafter Untersuchung und demnächstiger Beratung im Nebenzimmer erklärten mir die Herren: „das Bein müsse *über dem Knie amputiert* werden, *wenn mein Leben erhalten werden solle*. Es sei *Gliedwasser* vorhanden und der *kalte Brand* im Anzuge."

Ich erschrak nicht etwa, lieber Leser, ich war ein sehr selbstbewußter Studio und lachte den Herren so herzlich ins Gesicht, daß sie zunächst mitlachten. Dann aber machten sie mir ernsthafte Vorhaltungen über die Gefahr der Lage, die Aussichten, mein junges Leben zu erhalten u.s.w. Ich erklärte ihnen rund heraus, daß ich lieber sterben, als mir mit 19 Jahren ein noch völlig vorhandenes Bein abnehmen lassen werde.

Sie berieten sich dann nochmals und schlugen mir darauf einen Heilversuch mittels Einreiben von *Quecksilber* (grauer Salbe) vor, worauf ich mit Freuden einging.

Drei Tage lang wurde dreimal täglich eine „Bohne" groß eingerieben. Kein Speichelfluß erfolgte, aber die torpide Kniegeschwulst nahm rasch ab, und schon am 6. Tage nach dem Unfall ging ich an Krücken einige Tage auf der Stube, dann am Stock im Freien. „Ei sieh mal an, das so *viel verlästerte Quecksilber!*" äußerte Dr. K. Alle weitere Behandlung, außer Gehen, wurde nun ausgesetzt. Ich humpelte noch ein paar Monate am Stock, dann ging's auch ohne diesen.

Aber: das Kniegelenk war ein *Wetterprophet* geworden. Es markierte jeden Witterungswechsel durch Schmerzen, woran auch weder Schwimmbäder, noch Turn-, Reit- und Fechtübungen in den nächsten Jahren viel zu ändern vermochten.

Indessen war doch das Bein nicht allein erhalten geblieben, sondern ich wurde auch am 1. Oktober 1849 bei meinem Eintritt in die 7. Feldartilleriebrigade, um auf Avancement zu dienen, für vollkommen felddienstfähig befunden.

Als Leutnant bei der mobilen 7pfündigen Haubitzbatterie genannter Brigade erkrankte ich im August 1854 im Cantonnement Büderich bei Wesel recht heftig an *Cholera*, welche Krankheit schon eine Anzahl Todesfälle am genannten Ort verursacht hatte. Ich genas aber binnen 2 Tagen nach einfachster Behandlung mit Wasser ohne alle Arznei. Als ich nach meiner Genesung den Ortsarzt, Herrn P., fragte: „Was war es denn nur, cholera nostras oder asiatica?“ antwortete er mit einem vielsagenden Lächeln: „Sie sind *genesen*, also war es cholera nostras; wären sie *gestorben*, so war es *cholera morbus* (asiatische Cholera).“

Ich erfuhr von ihm nebenbei, daß er von 40 Cholerakranken bei seiner Behandlung (arzneilos und mit Wasser) bisher nur 2 Tote habe, während dem Kreisphysikus, der tüchtig *Opium* verschreibe, fast die Hälfte seiner Cholerakranken gestorben sei.

Ich lernte also aus dieser meiner Erkrankung, und, nachdem ich, wie gleich zu erwähnen, mich noch weiter in einer längern Kur in der Wasserheilanstalt Marienberg bei Boppard 1858 unter Dr. med. Sack unterrichtet, war ich 1866 im Feldzuge in Böhmen und Österreich im Stande, die bei meiner Batterie (4. 6pfündigen 8. Feldartillerieregiments) im Juli und August vorgekommenen Cholera- und Cholerineerkrankungen (im ganzen 54 Erkrankungsfälle, darunter 4 sehr schwere, 10 mittelschwere und 40 leichte) mittelst feuchter Unterleibspackungen, Klystieren und in den schwereren Fällen mit Sitzbädern und Abreibungen auf dem Trieflaken selbst zu behandeln.

Da sich kein Arzt bei der Batterie befand, so war diese Behandlung sehr am Platze. Ich gab *keinen* Mann ins Lazarett ab und *alle Leute genasen vollständig*, ein Resultat, wie es wohl keine andre Truppe der damaligen Armee in Böhmen aufzuweisen hat.

Nach diesem Vorgreifen bis zum Jahre 1866 kehre ich zum Jahre 1854 zurück. Ich war im Spätherbst nach Geldern zur 3. 6pfündigen Batterie versetzt worden. In der außerordentlich kalten Neujahrsnacht 1854—55 (wir hatten damals in G. zwischen — 18 und 20° R.) erkältete ich mich nach einer solennen Kneiperei. So war ich am 1. Januar 1855 sehr heiser, fühlte Kratzen im Halse und dergleichen. Ich wandte mich an den, meinem Vater befreundeten, alten Kreisphysikus Dr. H. Derselbe meinte: „eine leichte Halsentzündung! da wollen wir mal die jetzt so viel gerühmte Wasserkur anwenden. Nehmen Sie ein Handtuch, falten es in der Breite Ihres Halses zusammen, tauchen es in kaltes Wasser, ringen es dann stark aus, legen es um Ihren Hals und gehen so heute Abend zu Bette; dann wird morgen das leichte Übel wohl vorüber sein.“

Man merke wohl: von *temperiertem* Wasser, *dünner* Leinwand, *wollener Überdeckung* u. s. w. war *keine Rede*. Ich befolgte den Rat wörtlich. Da ich auf einer sehr kalten, über einem Thorwege gelegenen Stube schlief, in welcher alles Flüssige bis auf den Grund gefror, erwachte ich am andern Morgen in einer außen hübsch zugefrorenen dicken *Eiscrawatte.* Das Kratzen im Halse war bedeutend stärker, die Stimme absolut klanglos (aphonisch).

Ich präsentierte mich bei Herrn Dr. H. und meldete das Resultat der Kur in klanglosen Zischtönen. „Da sieht man die gerühmte Wasserkur“,*) sagte der alte Herr, „da wollen wir doch zu meinem bewährten Mittel: ‚Jodine mit Dulcamara‘ greifen“. Es begann also von da ab eine *medizinische* Behandlung unter wechselnden und scheinbaren Erfolgen, die sich in G. bis zum Juli 1855, dann in Luxemburg, wohin ich versetzt wurde, bis in den Sommer 1858 — natürlich mit größern Zwischenpausen anscheinender Gesundheit — fortsetzte. Ich machte aber eine Menge von arzneilichen Gurgelungen und Ätzungen mit Alaun, schwefelsaurem Kupfer, Höllenstein u. s. w. durch, nahm nebenbei innere Medikamente auf Verordnung verschiedener Militärärzte, worunter besonders *Strychnin* und *Arsenik* (solutio Fowleri) zu erwähnen wären.

Im Juli 1858 mußte ich mich wieder krank melden und fühlte mich im Halse sehr elend. Der Regimentsarzt Dr. Ch., welcher mich genau untersuchte, fand „sehr verdächtige“ Geschwüre im Kehlkopf und hielt eine Operation — er sprach von Entfernung eines Teils des Gießkannenknorpels — für unumgänglich, wenn mein Leben erhalten werden sollte.

„Bis hierher und nicht weiter“, sagte ich dagegen, brach die medizinische Behandlung gänzlich ab und las tüchtig in dem, mir damals — Zufall oder Fügung? — zu Händen gekommenen Buche von *J. H. Rausse: „Wasser tut's freilich“.* Lesen und überzeugt sein war eins.**)

Bald saß ich in sonndurchwärmten Sitzbädern, behandelte mich mit wohlabgepaßten, temperirten, wollüberdeckten Halsumschlägen und Gurgeln mit reinem Wasser, ließ mich vom Burschen feucht einpacken u. s. w. Die „verdächtigen“ Geschwüre im Halse verschwanden in den ersten Wochen, nachdem an dem, mit Sitzbädern behandelten, Körperteile eine Menge von Geschwüren zum Vorschein gekommen, geeitert und abgeheilt waren.

Ich konnte Anfangs August wieder laut commandieren, meldete mich und hielt mich auch für *gesund.* Da wurde ich plötzlich zum Regiment zurückversetzt. Ich benutzte das, um einen *45tägigen* Urlaub zu nehmen und die Wasserheilanstalt Marienberg bei Boppard

*) Was man nicht gelernt hat, soll man nicht anwenden, auch nicht, wenn man approbierter Arzt ist. Ähnliche Mißgriffe kommen bis in die neueste Zeit vor. So starb ein angesehener alter Herr und Anhänger der Naturheilmethode im Frühjahr 1900 in H. in W. an Influenza, nachdem ihm sein Hausarzt, ein Medizinalrat, einen *kalten* Brustumschlag verordnet, *der 24 Stunden liegen bleiben sollte!*, was trotz des Klagens des Patienten hartnäckig durchgeführt wurde. Es trat natürlich Herzlähmung ein!

**) Ausführlich habe ich diese Halserkrankung und ihre sich bis 1872 ausdehnende Behandlung und Heilung in den *„Reform blättern* von 1903—1904“ unter dem Titel: *„Geschichte meiner Halserkrankung in den Jahren 1855—1858 und 1872“* geschildert.

aufzusuchen, hauptsächlich, um mich von den Hämorrhoiden zu befreien, von deren Dasein mich meine eigenmächtige Wasserkur in L. überzeugt hatte.

In Marienberg machte ich eine gründliche Kur, die *anscheinend* nicht nur meinen Hals ganz in Ordnung brachte, sondern auch die Hämorrhoiden bedeutend besserte.

Ein unerwartetes Nachspiel aber spielte sich acht Tage nach der Abreise von Marienberg in der neuen Garnison Wesel ab. Mein rechtes, *1847 so erfolgreich mit grauer Salbe behandeltes Knie schwoll von selbst mächtig an* und wurde wieder *stocksteif*.

Ich dachte sofort — in Marienberg hatte ich mich in der Bibliothek des Dr. Sack gründlich unterrichtet — an die *antimerkurielle* Wirkung der *Wasserkur* und brachte diese „Krise" mit jener Kur in Verbindung. Da das Knie hochrot und sehr heiß war, behandelte ich mich mit temperierten wollüberdeckten Umschlägen, mußte mich aber natürlich krank melden. Der mich besuchende Stabsarzt war zunächst mit meiner Diagnose und Behandlung einverstanden. Als das Knie nach einigen Tagen aber immer stärker anschwoll, meinte er nach einer eingehenden Untersuchung, eine „*Punktion*" (Anstechen) sei dringend erforderlich. Als ich entschieden anderer Ansicht war, wendete er sich an meinen Abteilungskommandeur, Oberstleutnant v. W. Dieser wohlwollende Vorgesetzte sprach mir dann sehr beweglich zu, die Geschwulst punktieren zu lassen, indem er andeutete, der Stabsarzt halte dafür, daß in wenigen Tagen die Amputation des Unterschenkels unvermeidlich würde.

Dahin sprach sich dieser dann auch offen aus, als er einige Tage später mein, inzwischen noch weiter angeschwollenes, aber auch schon mehrere Eiterköpfe zeigendes, Knie besichtigte. Er meinte, „die Amputation sei nun unbedingt erforderlich, wenn mein Leben erhalten werden solle. Der Eiter hätte schon die Knorpelflächen der Gelenkknochen angefressen, wie er aus manchen Anzeichen schließen müsse."

Ich blieb fest — zu meinem Glück! Noch am selben Abend öffneten sich mehrere Stellen und entleerten ziemliche Eitermengen. Am folgenden Morgen erfolgte der Hauptausbruch und fast ein halbes Liter Eiter füllte die Waschschüssel.

Wenige Tage später war ich völlig gesund und konnte den Herrn Stabsarzt zu einem Spazierritt einladen. (Ich habe diese Krankheitsgeschichte in P. Niemeyer's Hygieia um 1888 in Heft 11 und 12 eingehender geschildert.) Seit dem blieb dieses, zweimal der *Amputation* entgangene, Kniegelenk *ganz gesund*. Es spaziert bis auf den heutigen Tag *vorzüglich* und hat *nie wieder Witterungswechsel angezeigt*. Es muß sich also wohl auf's vollständigste von der 1847 so reichlich genossenen *grauen Salbe* befreit haben.

Ich setzte in den nächsten Sommern meine *Hämorrhoidalkur* fort, besonders in dem heißen Spätsommer 1862 in Trier sehr energisch. Sicherlich tat ich damals in *kalten* und *langdauernden Sitzbädern* zu viel. Denn eines Tages waren allerdings die betreffenden Knoten völlig verschwunden. Dafür aber hatte sich ein beängstigender Druck auf der rechten Brustseite eingestellt. Ich behandelte mich selbst mit Brustpackungen, indem ich zugleich die Sitzbäder einstellte. Unter zunehmender Atembeklemmung bildete sich ein Absceß auf der rechten Brustseite, der im Rippenfell seinen Sitz zu haben schien. Der mich täglich besuchende Assistenzarzt 1. Klasse Dr. med. D. meinte wieder, als der Absceß sich äußerlich in der Dicke eines großen Apfels abzeichnete und im Innern schon ziemlich weich schien, die *Punktion* sei geraten, damit der *Eiter nicht die Lunge angreife*. Daß ich wiederum *nicht zustimmte*, wird der Leser sich schon denken. „Die Umschläge müssen es tun", entgegnete ich, „es wird sich alles schon nach außen entleeren". Dr. D. aber setzte von Tag zu Tag ein bedenklicheres Gesicht auf. In der Tat erreichten die Atemzüge die Höhe von 50—60 in der Minute und die Geschwulst wuchs bis zur Größe eines kleinen Kinderkopfes. Da sagte — es mochte am 6. Tage nach meiner Krankmeldung sein — Dr. D. plötzlich: „die *Lunge ist sichtlich ergriffen*, es handelt sich um Ihr Leben. Jetzt tut es die Punktion nicht mehr, es muß zur *Rippenresektion* geschritten werden". Ich aber blieb wiederum fest, denn ich fühlte, daß der *Ausbruch des Eiters nach außen nicht mehr fern sein könne.* Und in der Tat öffnete sich am selben Abend noch der *Absceß* von selbst, entleerte eine große Menge Eiter und nach drei weitern Tagen konnte ich mich gesund melden.

Bei der, dieser Gesundmeldung vorausgehenden Untersuchung äußerte der sehr kritische und verständige Dr. D., nachdem er meinen Brustkasten eingehend beklopft und behorcht, ganz erstaunt: „Ja, *wenn ich das nicht selbst erlebt hätte, ich würde es gar nicht glauben.* Jedes Bläschen Ihrer Lunge zieht Luft, da ist nicht die kleinste lädierte Stelle, und vor wenigen Tagen noch erschien Alles wie *hepatisiert*". „Täuschung", erwiderte ich, „lieber Dr., meiner Lunge hat niemals etwas gefehlt, der Absceß hat mir die *Hämorrhoiden* entfernt". Und so war es, *diese waren* und blieben *verschwunden.*

Seitdem fehlte mir bis 1872 nichts. Ich machte die Feldzüge 1866 und 1870—71, wie ich glaubte, kerngesund mit. Da — 1872 — wurde ich ohne irgend welche äußere Veranlassung, in Jülich wieder vollständig *stimmlos* (aphonisch). Das *alte Kratzen* im Halse von 1855 erneuerte sich und die *Geschmäcke der von 1855 bis 1858 gegurgelten und eingeätzten Arzneien wurden unter Gurgeln und Halsumschlägen deutlich im Auswurf wahrgenommen.* Ich unterließ jede *ableitende* Behandlung, da es mir ganz klar war, daß es sich nur um *örtliche* Ausscheidungen von *Fremdstoffen* handelte, die *da* entfernt werden mußten, *wo* sie sich einst eingenistet hatten.

Wenn manche Mediziner an derartige, oft erst, wie hier, *nach vielen* Jahren erfolgende, *Ausscheidungskrisen* nicht glauben wollen, so muß ihnen *jede Erfahrung darüber fehlen.* Allerdings, *wo immer neue Medikamente, wie bei unserem unglücklichen Kaiser Friedrich, zugepackt, außerdem noch mit Glühdraht und Messer gewirtschaftet wird, da kommen solche Ausscheidungskrisen nicht zu Stande.*

Seit 1872 bis heute, April 1905, hat dann meinem Halse *nie wieder etwas gefehlt*, obgleich ich seitdem Hunderte von langen Reden — 1892 eine dreistündige vor etwa 3000 Zuhörern in der Industriehalle in Nürnberg, am 28. Oktober *v. J.* eine $2^1/_2$stündige vor einigen Hundert Zuhörern in Leipzig — gehalten.

Noch heute wird meine Singstimme von unsern besten Bekannten zuweilen mit der starken und wohlgeschulten Stimme meines zweiten 32jährigen Sohnes, verwechselt, wenn man den Sänger nicht sieht. *Ob ein solches Resultat auch bei medizinischer Behandlung zu erreichen war? Ich habe es noch nicht erlebt.*

Zum Schlusse will ich nur noch erwähnen, daß ich in meinem Leben *vier Knochenbrüche*, den letzten 1897 (doppelter Knöchelbruch mit 10 cm. langer Spaltung — Fissur — des Schienbeins) und eine Knochenverletzung durch Säbelhieb (Abschlagen eines Knochensplitters am rechten Ellbogenhöcker) erlitt. Nur der dreifache Bruch von 1897 wurde „*wissenschaftlich*" und zwar von *zwei chirurgisch gebildeten Ärzten mit neuesten „absolut festlegenden" Verbänden* behandelt. Die gebrochenen Knochen heilten zwar trotz aller Befürchtungen der Herrn Ärzte für den nahezu 70jährigen Patienten bei dem allerdings sehr schweren Bruch binnen *16 Tagen* (16. September bis 2. Oktober 1897) *völlig fest* zusammen. Aber das Resultat war doch zunächst recht traurig: ein sog. *Pferdeplattfuß* (pes equino-valgus), comme il faut. Vier Monate ging ich auf Krücken, humpelte dann drei Monate an zwei Stöcken und würde wohl noch heute so hinken, wenn ich mich nicht Ende April 1898 zu dem *vorzüglichen Orthopäden Herrn R. Paschen in Dessau*, einem **„Laien"** begeben hätte!

Dort erhielt ich einen **Gehapparat**, der mich *sofort* zum *Gehen* und *Laufen ohne Stock* befähigte und meine Fußstellung so schnell und solide corrigierte, daß ich schon im August 1898 wieder eine 10stündige Bergtour in den bayrischen und viele 6 und 8stündigen in den Tyroler Alpen *ohne Apparat* unternehmen konnte. Und heute? Während die „wissenschaftliche" Chirurgie mir noch im März 1898 keine andre Hilfe, als den „*supramalleolaren Knochenschnitt*" (Knochenausschnitt über dem Knöchel), event. abermals „*Amputation*" des Fußes von dem vielgeprüften Bein in Aussicht stellen zu können glaubte, hat Herr *R. Paschen* mich so weit gebracht, daß ich *gehen, laufen, springen, reiten* und *anstrengende Bergtouren machen kann im 70. Lebensjahr!* Also **allen Respekt vor solchem Laien, wie Herr R. Paschen!**

Ich hoffe, der urteilende Leser wird in diesem, *nur* nach den *wichtigsten Hauptstationen* — es giebt noch manche recht interessante Nebenstationen in den *Krankheits- und Verwundungsgefahren* meines Lebens — geschilderten *Übergänge* von der *Medizingläubigkeit zur Überzeugung von der allein-seeligmachenden* **Natur** *und der nur* **ihr** *folgenden* **Heilmethode** *die* **„Logik"** *nicht vermißt haben.*

Damit kann ich mich wieder meiner eigentlichen Aufgabe, *die einschneidenden Unterschiede zwischen* **Naturheilkunde** *und* **Kurpfuscherei** darzulegen, direkt zuwenden.

---

4. Capitel.

Einige weitere Unterschiede zwischen Naturheilkunde und Kurpfuscherei.

Nach meinen Ausführungen unter III dürfte auch der *skeptischste* Leser eingesehen haben, daß es mit den *Erfolgen „wirklicher Naturheilmethode"* doch eine etwas andre Bewandtniß hat, als mit denen eines *Schäfer Ast*. Entspringen doch auch die *anscheinenden* Erfolge des Letztern sämmtlich jenem *Arzneiaberglauben*, wie er ja auch in der *„wissenschaftlichen" Medizin* ehemals noch gang und gebe war, als sie z. B. noch *Hundekot* als flos albus verschrieb.

Auch was die „Briefe eines Arztes" über **vermeintliche** Erfolge von *Kurpfuschern* bei *Krebs*, *Tuberkulose* und *Rückenmarkschwindsucht* anführen, hat gewiß seine Richtigkeit, obgleich es andrerseits doch auch *medizinische* Mittel, welche *diese* Krankheiten *heilen* könnten, *nicht giebt*.

Und unterscheidet sich denn das aus dem Blute *„künstlich diphtheritisch gemachter Pferde erzeugte Serum"* so wesentlich von dem „aus *Papierfetzen* und *Speichel* zusammengemanschten, wahrscheinlich *homöopathischen* Grundideen entsprungenen Mittel jenes Schulmeisters, das *anscheinend* der *typhuskranken Bäuerin* zur *Genesung verhalf?"* (S. im II. Abschnitt Cap. 8 die neueste *„Behringmethode"!*)

Der ärztliche Briefschreiber versichert mit Recht, daß die meisten — namentlich *acuten* — Krankheiten die *Tendenz* haben, **von selbst zu heilen.** Ist es da nicht ganz natürlich, daß ihnen diese *Tendenz noch besser gelingt*, wenn etwas absolut *„Unschädliches"*, wie z. B. *„Besprechen"* der Krankheit, geschieht, welches doch dem *Gläubigen* Mut einflößt, als, wenn mit *giftigen Arzneien* verfahren wird? Diesen Umstand aber vergißt der ärztliche Kritiker ans Licht zu ziehen.

Und, was „die *grandiose Reklame* betrifft, die heutzutage gerade die *unwissendsten* Kurpfuscher betreiben", *wo kommt sie her? Hat es jemals eine kolossalere über die ganze bewohnte Erde reichende, Reklame gegeben, als die für die Kochsche Schwindsuchtsheilung durch Tuberkulin?* Ging sie nicht einst so weit, daß, auf großen „wissenschaftlich" geleiteten *Schwindsuchtsheilanstalten* förmliche *Aufstände* der Kranken entstanden, die das *„köstliche Heilmittel"* von den vorsichtigen Anstaltsleitern, die es sehr skeptisch betrachteten und darum ihren Pflegebefohlenen vorenthielten, förmlich *erzwangen?* Geht es nicht *noch heute* (S. Abschnitt II, Cap. 6 und 8) mit dem *Behring'schen Serum* und den für dasselbe künstlich zurechtgemachten *Statistiken* ähnlich? Und sind die schier zahllosen Broschüren, welche die *„herrlichen Resultate" nagelneu erfundener Heilmittel* — es ist *wunderbar*, wie vielen Hunderten diese schon geholfen haben, *ehe man sie noch kennt*, — preisen und mit denen jeder approbierte Arzt heute von Seiten *chemischer Fabriken* und *Apotheken* überschüttet wird, **keine Reklame?**

Jetzt ärgern sich die Lehrmeister, daß ihnen die Schüler, die Kurpfuscher ohne Approbation, über den Kopf wachsen und rufen um Hilfe nach einem Kurpfuscherei-Gesetz.

Damit könnte jeder Vernünftige einverstanden sein, wenn *der Begriff der Kurpfuscherei objektiv und zutreffend definiert würde!* Dann würde nach Prof. *Oesterlen*, Prof. *Schweninger* und andere Coryphäen der wahren Heilkunde wohl *jedes Recept* unter *diesen Begriff* fallen!

Wenn man aber die **„Kurpfuscherei" nicht in dem, was getrieben wird,** sondern nach dem Grundsatze: „si duo faciunt idem, non est idem" in den **Personen** finden will, die es treiben, *wo kämen wir da hin?* Ein Major *Thure Brandt* wäre ein *„Kurpfuscher"*, aber die, *seine Massage* in recht mittelmäßiger Weise und in einer, *durch nichts gerechtfertigten, Ausdehnung* treibenden Approbierten wären die *ächten Heilande.*

Paschen und *Hessing*, deren **Apparatbehandlung** Tausende Wiederherstellung oder erhebliche Besserung von *Krüppelhaftigkeit* verdanken, hätten diese **gar nicht erfinden dürfen!** Diese, durch Scharfblick, Beobachtungsgabe und technische Geschicklichkeit in ihrem orthopädischen Fach ausgezeichneten, Männer wären *der Heilkunst völlig verloren gegangen!*

Da kämen wir wohl zu einem *Kurpfuschereiverbot* etwa folgenden Inhalts: **„Jeder, der gewerbsmäßig Kranke behandelt, ohne approbierter Arzt zu sein, ist ein Kurpfuscher und wird bestraft."**

Dabei handelte es sich also nicht bloß, wie die „Briefe eines Arztes" glauben machen wollen, um *Unschädlichmachung von Quacksalbern"* und *„Pfuschern"*, sondern in der Tat um **Unterdrückung der Freiheit der Wissenschaft und eine einschneidende Hemmung menschlichen Fortschritts**, und dazu **um die Erniedrigung des ärztlichen Standes zu einer Zwangsinnung!**

Daß aber *Wissenschaft* und *Fortschritt* auf dem *Gebiet der Heilkunde* — dem **unendlichen** — **nur** *von approbierten Ärzten* ausgehen können und dürfen, wird der ärztliche Briefschreiber schwerlich behaupten wollen, wenn er auch noch nicht so, wie ich, überzeugt ist, daß er und seine Collegen noch *viel mehr* für die *Praxis ächter Heilkunde* von den Anhängern der *Naturheilmethode* und aus deren älterer und neuerer, recht durchdachter und auf guter Beobachtung beruhender, *Litteratur* lernen könnten, als *jene von ihnen.* Denn bei aller Achtung vor der Nützlichkeit gründlicher Kenntnisse in Physik, Chemie, Anatomie, Physiologie und Pathologie für die Heilkunde, geht doch die *Therapie* d. h. die *unmittelbare Krankenbehandlung vor* und *hat schon bestanden und geübt werden müssen, ehe und bevor man von jenen Wissenszweigen eine Ahnung hatte.* Und da schon hat sich gezeigt, daß, wer jene Behandlung *praktisch* und *gewissenhaft*, von Männern, die ihren *eignen* Erfahrungen und Beobachtungen gemäß und den Grundsätzen alltäglicher Erfahrungs-Physiologie *nicht entgegen* handelten — einem *Prießnitz, Rauße, Hahn, Wolbold* u. s. w. — erlernte, den gelehrten Theoretikern, die nach recht künstlich aufgebauten Lehren der *Pharmakologie, Chemie* oder *gar* der *Bakteriologie* Krankheiten behandeln wollen, entschieden überlegen ist — wenigstens bezüglich des **Gesundwerdens** seiner **Patienten.**

Nicht die *Reklame*, welche allerdings auch für *unächte* Naturheilmethode gemacht wird, hat der *ächten* den siegreichen Weg gegen die Medizin eröffnet, sondern in der Tat die nach **hunderttausenden zählenden Erfolge**, die sie **selbst da noch** zu erringen vermochte, wo die **Medizin schon längst die Flinte in's Korn geworfen!**

Der Verfasser der „Briefe eines Arztes" ist sich auch wohl bewußt, daß er *nicht nur* gegen die „*Kurpfuscher*" und „*Quacksalber*" — *noch lange nicht gegen alle* und gegen die *schlimmsten* — sondern vorzugsweise gegen die *Vertreter der ächten und wahren Naturheilkunde* oder der „*physikalisch-diätetischen Heilmethode*, **sofern sie nicht approbierte Ärzte sind,** *vorgegangen wissen will.* Möchte er es doch selbst den „*approbierten*" *verbieten*, sich „*Naturärzte*" zu nennen.

In letzterer Beziehung darf er sich beruhigen. Die in der Tat allmählich *marktschreierisch* gewordene Nebenbedeutung, welche die Bezeichnung „Naturarzt" durch die sich unter ihm zuweilen verbergenden Charlatane erlangt hat, hat schon dazu geführt, daß jeder *approbierte* Arzt sich dieses Titels enthält, und die eigentümliche Auslegung der Gerichte, die diesen, doch recht deutlich die „*Nichtapprobation*" des ihn Führenden kennzeichnenden Titel, als unberechtigte Anmaßung eines „*ärztlichen*" Titels auffassen, hat ihn auch diesen „*Nichtapprobierten*" entzogen. Er steht also auf dem Aussterbe-Etat.

Damit aber ist die wirkliche Kurpfuscherfrage nicht gelöst. Der ärztliche Briefschreiber meint selbst bezüglich des von ihm verlangten „*Kurpfuschereiverbotes*": „Ich weiß wohl, daß die Aufhebung der Kurierfreiheit die Kurpfuscherei nicht ausrotten würde." Aber er meint doch, die „Kurpfuscher würden sich in ihre Schlupfwinkel verkriechen, sich als ‚lichtscheues Gesindel' selbst kennzeichnen".

Das mag gewiß von den, sich ihrer eignen Unwissenheit bewußten, volksausbeutenden Elementen gelten. Aber der Briefschreiber vergißt, daß selbst in Zeiten, wo das Kurpfuschereiverbot ganz in seinem Sinne bestand, *Prießnitz* offen die Verfolgung auf sich nahm, weil er sich der Güte seiner Sache bewußt war, daß ein *Schroth* und *Wolbold* selbst zu *fürstlichen* Personen berufen wurden, daß sogar der Kräuterdoktor *Lampe* in Goslar Zulauf von Tausenden hatte und seine Sache den Behörden gegenüber siegreich verfocht.

Er vergißt aber noch Etwas anderes, sehr wichtiges. Er vergißt, daß die, *nach Zahl und Wesen geradezu ungeheuren, Mißerfolge der Medizin*, die ihre falschen und trotz alledem aufrecht erhaltenen Lehren von der *Heilwirkung der Gifte*, der *Impfungen mit tierischen Giften*, dem *Nutzen der Vivisektion* u. s. w. u. s. w. gezeitigt haben, weit mehr noch, als alle Reklame der mystischsten Quacksalber selber, *diesen* eine *Anhängerschaft* zugeführt haben, welche bis *in hohe und höchste Kreise* hinaufreicht.

Oder ist es *Zufall*, daß, wenn *fürstliche* Personen von ihren ärztlichen Beratern einmal der Sphäre der „Naturheilmethode" zugeführt werden sollen, sie *gerade* solchen *mystischen* Persönlichkeiten — nomina sunt odiosa — zugeführt werden, während es doch an *sehr tüchtigen*, *wohlberufenen* und sogar von *approbierten Ärzten* geleiteten, mit allen Comfort der Neuzeit ausgerüsteten *Naturheil-*

anstalten nicht fehlt? Das hat schon manchmal den Verdacht erweckt, jene sonderbare Wahl habe nur den Zweck, die hohe Persönlichkeit durch *abschreckende Erfahrungen* ein für allemal von dieser verhaßten *„Naturheilmethode“ abwendig zu machen!*

Und doch soll auch dieser feine Plan schon manchmal mißlungen sein. So wird ein bekannter *„Magnetiseur“* *) genannt, ein, wie es scheint, *mesmerisch* veranlagter Geist, der die Krankheiten sogar aus Schnupftüchern, Ringen, Strümpfen, kurz aus irgend einem Gegenstande, den die betr. kranke Person getragen hat, zu „diagnosticieren“ im Stande zu sein behauptet, und der noch alljährlich in eine *souveräne* Fürstenfamilie Deutschlands berufen wird.

Von einem Berliner, seitdem auf sonderbare Weise mit einer reichen Witwe nach Amerika verdufteten, Magnetiseur versicherte mir vor einigen Jahren ein Geheimer Commerzienrat, jener sei mit Erfolg bis in sehr hohe Kreise gedrungen und fügte hinzu: „Seine Preisforderung beträgt für jede magnetische Sitzung zehn Mark, aber, wer ihm *nur* diese zahlt, der hat ihn zum ersten und letzten Male gesehen. Man muß schon viel tiefer in den Beutel greifen, wenn man auf seine Behandlung rechnen will.“ Der betr. Herr selbst nahm diesen Magnetiseur mit auf Reisen und zahlte ihm 100 M pro Tag mit freier Reise und Station.

Die Klagen des ärztlichen Briefschreibers über die *„geradezu ungeheuerliche Ausbeutung* des Volkes durch *Quacksalber* und *Kurpfuscher* nicht zum wenigsten durch die **der Giftheilkunde huldigenden,** *sind also wohl berechtigt. Wie ist dem abzuhelfen?*

Sicher am *allerwenigsten* dadurch, daß man fortfährt, die *medizinische* Heilkunde durch **Ausposaunung** von allerhand **neuerfundenen Arzeneien** — ihre Zahl ist legio — **Serum's, Impferfolgen** u. s. w. zu **compromittieren,** und daß man daneben immer mehr nach **Zwangsgesetzen** und **Polizei** ruft.

Nein, der Weg ist ein ganz *entgegengesetzter.* Es liegt in den Worten von Prof *E. Schweninger* angedeutet: **Seien wir doch selbst keine Charlatane, dann wird uns das Publikum bald von solchen unterscheiden lernen!**

Damit wende ich mich zu dem *springenden Punkte* meiner bisherigen Untersuchungen, nämlich zu der Frage:

5. Capitel.

Wie ist der Kurpfuscherei beizukommen, ohne die wahre Heilkunde, die „Naturheilmethode“, zu schädigen?

Der Verfasser der „Briefe eines Arztes“ kennzeichnet sehr richtig den Gegensatz zwischen der, auch in sog. gebildeten Kreisen weit verbreiteten, Richtung, welche aus einem *mystischen* Hange heraus — *an*

*) Daß sich unter den als *„Magnetismus“* oder *„tierischer Magnetismus“* bezeichneten Manipulationen Verfahrungsarten bergen, welche in manchen, namentlich nervösen, Krankheitszuständen gute Dienste

dem aber die bisherige Medizin keineswegs unschuldig ist — sich *„homöopathische Hausapotheken“* hält und *„alle naturwissenschaftliche Erkenntniß der Medizin“ bekämpft*, und der in zahlreichen *Naturheilvereinen* vertretenen, die gerade *aus Verlangen* nach *„naturwissenschaftlicher Aufklärung zu Freunden der Naturheilerei werden“.*

Ich gestatte mir, ihm zu versichern, daß diese letztern Elemente auch sicher mit der Zeit von der *„Naturheilerei“* zur *„wahren Natur-heil-* d. h. *zur vernünftigen physiologischen Heil-Kunde“* vordringen werden.

Kommt das *approbierte* Ärztetum dem entgegen, wendet es sich *aufrichtig einer wirklich vernünftigen physiologischen Heilmethode zu*, so werden sich leicht Mittel finden, dem *Quacksalber-* und *Ausbeutertum* wirksam entgegenzutreten.

Dann werden bald alle einsichtigen Elemente des Publikums erkennen, daß es nicht möglich ist, „spielend bei einem Glase Bier Abends die Grundlage der Heilkunde kennen zu lernen“. Ja, das Glas Bier und die Cigarre dürften von da ab eine durchaus negative Rolle spielen.

Der von dem ärztlichen Briefschreiber befürwortete hygieinische **Zwangsstaat** aber wäre in jeder Beziehung das **„non plus ultra der socialdemokratischen Zwangsjacke“**, vor welcher uns Gott in Gnaden bewahren wolle. Gott sei Dank, haben wir bisher selbst im Heere, auch unter dem „Sanitäts-Offizier-Corps“ — welches merkwürdiger Weise trotz unserer Sprachreinigungsbestrebungen an die Stelle des „Heeres-Ärzte-Verbandes getreten ist — weder *Arzenei-* noch *Operationszwang* (? Die Typhusserum-Impfung des Münster Lagers scheint doch fast auf solchen Zwang zu deuten!) — vom Impfzwange allerdings abgesehen — für die Heeresmitglieder.

So gerne ich anerkenne, daß *„die heutige Anarchie auf dem Gebiete der Heilkunde“*, wie sie die sog. *„Kurierfreiheit“* darstellt, recht große Übelstände im Gefolge hat, so würde ich sie doch einer *Medizinaltyrannei*, wie sie der ärztliche Briefschreiber vorschlägt, und die wohl eine *„Medizinalinquisition“* im Gefolge haben würde, *entschieden vorziehen.*

Doch „es ist dafür gesorgt, daß die Bäume nicht in den Himmel wachsen“. Es mag ja einzelne ehrgeizige und von der Unfehlbarkeit ihrer Wissenschaft trotz ihrer vielen Mißerfolge — „gegen den Tod kein Kräutlein gewachsen ist“ lautet in diesem Falle der gewöhnlichste Trostgrund — überzeugte Ärzte geben, denen als Ziel eine Machtvollkommenheit vorschwebt, die etwa in dem einfachen Staatsgebot ihren Ausdruck fände: *„Der Arzt befiehlt und der Patient gehorcht!“* Hätte ein solches Gebot schon vor 50 Jahren bestanden, dann wäre *ich* freilich und sicherlich noch *Millionen* andere mit mir — *längst stückweise zu Grunde gegangen ad majorem medicinae gloriam!*

Aber selbst die große Mehrzahl der Ärzte wird, zum Leidwesen solcher Fanatiker, einsehen, daß ein solches Gebot im Krankheits-

---

leisten und in der Tat unter das berechtigte „medicus curat“ (der Arzt sorgt) fallen, wird neuerdings auch von vielen Medizinern zugestanden.

falle seine Spitze auch *gegen sie selbst* kehren würde, und weder die Regierungen, noch die gesetzgebenden Faktoren, noch das deutsche Volk würden für ein solches Ziel zu haben sein. *Die* aber, welche ihm zustreben, sind es, welche — freilich, ohne sich dessen bewußt zu sein — zur „Verachtung der Wissenschaft und des ärztlichen Standes aufreizen". Sie würden in dem Maße, wie sie ihrem Ziele anscheinend näher rückten, auch, ohne den „Aufruhr zu predigen", die „Empörung" hervorrufen.

Das würde selbst dann eintreten, wenn sie *wahrer naturwissenschaftlicher Einsicht folgend,* dem *Arzneimittel-Aberglauben gewaltsam entgegentreten wollten!* Wäre dieser in der „*Wissenschaft*" und im *Volke* schon völlig überwunden, so wäre der Begriff der „*Quacksalberei*" sehr vereinfacht und damit auch ihre *Ausrottung.* Gerade die Coryphäen der Medizin haben sich von je her, wie Dr. *Oesterlen, Prof. Schweninger* u. s. w., dem Heilmittelglauben gegenüber ablehnend verhalten. Und sie haben auch viele überzeugte Jünger gefunden. „Aber", so hört man selbst von diesen Einzelne klagen, „wir *müssen* ja Arzeneien verschreiben, die *arzneigläubigen* Patienten *zwingen* uns ja dazu"! Ganz richtig, aber wessen Schuld ist das, *wer* war Jahrhunderte hindurch *bis heute* bemüht, diesen *Arzneiaberglauben aufrecht zu erhalten und auszubreiten?* Waren das nicht *dieselben,* welche diesen Heilmittelglauben ursprünglich gegründet, dieselben, welche auch heute noch nicht anstehen, den *Zwang* zur *Schutzpockenimpfung* aufrecht zu erhalten, und dann, wenn alle Stricke reißen, auf die „*Segnungen*" der, *Bewußtsein* und *Empfindung* aufhebenden (narkotisierenden und anästhesierenden) Mittel: des *Opiums, Morphiums, Chloroforms, Chloralhydrats, Cokain's* u. s. w. hinzuweisen.

Wie lange ist es denn her, daß man den „*antiseptischen Lister-Verband*", der, nachdem er *Tausenden von Verwundeten und Operierten das Leben gekostet,* endlich auch von der „*Wissenschaft*" endgültig *verworfen* ist, zum „*Zwangsverbande*" erheben wollte? Ja, reichen nicht die *medizinischen* Bestrebungen, die unglückselige *Serumeinspritzung* als *Pflicht*-Heilverfahren bei *Diphteritis* und ihre *Unterlassung* als einen „*Kunstfehler*" hinzustellen, bis auf den heutigen Tag?

Nun sind freilich die narkotisierenden und anästhesierenden Substanzen noch niemals für „*Heilmittel*" ausgegeben worden, vielmehr sind ihre schädlichen Neben- und Folgewirkungen in der Medizin sehr wohlbekannt. Gleichwohl dürften die schmerzstillenden Wirkungen der Narkotika in einzelnen *unheilbaren* und *verlorenen* Krankheitsfällen manchem Kranken willkommen sein, obgleich ich auch schon Fälle erlebte, in denen diese Arzeneien, wegen ihrer *Folgewirkungen von den Patienten selbst standhaft abgelehnt wurden,* Fälle, die sich mehren werden, in dem Maße, als auch hier die Mittel der *Naturheilmethode,* die wenigstens von schädlichen Nebenwirkungen frei sind, wie die *Kälte-* und *Hitze*-Anwendungen, die vorübergehende *Abschnürung des Blutumlaufs* und ähnliches bekannter und öfter erprobt werden. Sind doch die Wirkungen des *Chloroforms, Cokain's* u. s. w. von der Chirurgie selbst nur als *relativ* nützlich anerkannt. Wo die Chirurgie ohne sie zurechtkommt, was vielfach nur von der Standhaftigkeit des Patienten abhängt, zieht sie das entschieden vor.

Wie dem allen aber auch sei: **zur Zeit ist der Heilmittelglaube im Volke noch so stark, daß ein Compromiß mit ihm geschlossen werden muß!**

In Consequenz dieser Anschauung würden sich nachstehende Bestimmungen im *Gesetzgebungswege* empfehlen:

1. *Verbot* alles sogenannten *freihändigen Verkaufs von Arzneimitteln* jeder Art bei Geldstrafe (etwa von 5—100 ℳ.) im *Einzelfalle.* Da es keine *absolut unschädlichen Arzneimittel* giebt, begründet sich dieses Verbot genügend sowohl für *Medizin-* wie *Naturheilanhänger.*

2. *Verbot jedes Verabfolgens von Arzeneien* Seitens der Apotheken *ohne* ein, sich *speziell* auf den *gegebenen* Fall beziehendes *Recept* eines *approbierten Arztes* unter schwerer Geldstrafe (100—1000 ℳ im einzelnen Falle).

Selbstverständlich würde in Fällen, wo Zuwiderhandlungen gegen 1 und 2 *Körperbeschädigungen* oder *Todesfälle* zur Folge gehabt, auch die für dergl. vorgesehene gesetzliche Strafe eintreten.

3. *Verbot* für *alle Ärzte*, von *andern*, als den, in die *„deutsche Pharmakopoe“ aufgenommenen, Arzeneien* Gebrauch zu machen, und *Gebot,* alle Recepte in *deutscher Sprache* deutlich und klar lesbar zu schreiben, darin vorkommende *tötliche Gifte* aber mit einem † zu bezeichnen.

Ein solches *Verbot* ist eigentlich *selbstverständlich.* Wozu wäre die *Pharmakopoe* da, wenn jedem Arzte das *Experimentieren* an *Kranken* mit *noch nicht erprobten* Arzneimitteln gestattet wäre? Sollte die Hoffnung, daß man an leitender Stelle schon aufgeklärt genug ist, dem mehrfach citierten Satze *Desteclen's* von der *Nutzlosigkeit aller Arzeneien* zuzustimmen, *trügen* und sollte man dort oder in der *großen Majorität* der Medizinärzte noch an der Notwendigkeit des *Probierens unzähliger* neuer dem menschlichen Stoffwechsel als ganz *heterogen* (fremdartig) gegenüberstehender, also keine reinen Nährstoffe darstellender, *Arzneimittel* festhalten, so müßten nach dem Vorschlage Prof. *Rossbach's* (Jena) bestimmte große Krankenhäuser und Universitätskliniken zur Prüfung neuer Arzneien ausersehen werden. Trüge man dann, wie unbedingt erforderlich, für eine besonders *hochgebildete* und *umsichtige* Leitung dieser *Probier-Anstalten* Sorge — *Koch's* und *Behring's* Anhänger gehörten dort allerdings *nicht* hin — so würde der Arzneimittelglaube wohl doch eher in den Staub sinken, als bevor man *alle die unendlichen* dem Körper *nicht assimilierbaren* Stoffe *durchprobiert* hätte.

Zuwiderhandlungen gegen dieses 3. Verbot wären unter dieselben Geldstrafen zu stellen, wie unter 2, die Abstufung ergäbe sich nach der größern oder geringern Gefährlichkeit der probierten Arzeneien.

4. **Freigebung** der **Ausübung** der **„diätetisch-physikalischen Heilmethode“** mit *einfachen Lebensmitteln* und den im gewöhnlichen Leben längst ausprobierten *physikalischen Kräften: Frischer Luft, Licht, Sonnenschein, Wärme, Kälte, Wasser, Dampf, aktive* und *passive Bewegung, Massage* u. s. w. für *Jedermann.*

Dem Einwande, daß man auch mit dem diätetisch-physikalischen Mitteln des alltäglichen Lebens bei *unwissender Anwendung schaden* könne, unterliegen bis jetzt die, *auf der Universität noch nicht in deren Anwendung geschulten* Ärzte, wie wir oben sehen, *fast mehr* noch, als die sog. *praktischen Vertreter der Naturheilmethode*. Gegen Fehler und Versehen dieser Laien dürften die bisherigen gesetzlichen Beschränkungen ihres Gewerbes (Verbot der Betreibung desselben im Umherziehen) und die Strafe für fahrlässige Handhabung völlig ausreichen.

Das damit für die approbierten Ärzte geschaffene *Privilegium* der *Arznei-Verordnung* dürfte sich dann bald als ein privilegium odiosum, einen hassenswerten Vorzug erweisen und nur dazu beitragen, die ungeheure Überlegenheit des zugleich **arzneilosen** Verfahrens klar zu stellen.

Ein scharfes Ringen würde dann allerdings zwischen den, noch an die Heilkraft ihrer Arzneitöpfe glaubenden *Medizinern* und ihren *approbierten* wie nicht *approbierten Gegnern*, den *Anhängern der reinen Naturheilmethode*, beginnen. Gegen ihre feinern und geheimeren Gegner, wozu ich namentlich diejenigen Ärzte rechne, welche die „*physikalisch-diätetische* Heilmethode" noch mit allerhand Brimborium verquicken, ja sogar zu glauben scheinen, man könne dieselbe *neben* und *mit* der „*Recept-Heilkunst mit Arzeneien*" betreiben, würde sich die *ächte und reine Naturheilmethode* dann *schon selbst helfen*. —

Freilich gegenüber solchem *scharfen Ringen* im Kampfe ums Dasein und zu *Nutz und Frommen* der **Wahrheit** und des **allgemeinen Besten**, wäre ein **Monopol der Approbierten**, welches sich auf die *gesammte Heilkunde* erstreckte, gleichviel, ob sie von dem *ächten und allein heilsamen Teil* desselben *wenig* oder *nichts* verstehen, oder ihre *angebliche Kunst* hauptsächlich auf *Gifte*, in neuester Zeit *intensivste* und *langnachwirkende Blutvergiftungen* basiren, **weit bequemer** *und* **auskömmlicher**. Denn es würde die Angehörigen einer solchen **Monopol besitzenden Zwangsinnung** zu **Herrn** der **Menschheit** machen, letztere lediglich in ein mit **Leben, Gesundheit** und **Vermögen zahlendes Volk**, die **misera contribuens plebs**, verwandeln.

Wie man ein solches — doch sicherlich in den eignen Augen derjenigen, die es anstreben, *nicht ganz leicht* zu erringendes Ziel von fern her und auf Umwegen anstrebt, zeigte dann mein ärztlicher Herr Gegner in drei Briefen, welche sich — anscheinend gewiß ein der Aufklärung sehr würdiges und bedürftiges Thema — mit dem „*Wesen* und den *Ursachen* der *Krankheiten*" beschäftigen.

Das zwingt mich, ihm auf diesen Umwegen auch vorsichtig zu folgen und mich von meinem Standpunkte aus mit demselben Thema zu beschäftigen.

II. Abschnitt.

Über das Wesen und die Ursachen der Krankheiten.

---

1. Capitel.

Einige allgemeine Betrachtungen.

Zur Erleichterung einer rein sachlichen und objektiven Auseinandersetzung hätte es sicherlich beigetragen, wenn der ärztliche Briefschreiber seine Betrachtungen nicht an recht unpassenden Stellen mit dem oben von mir seiner eigentlichen Bedeutung nach gewürdigten Kraftausdruck — so will ich ihn sehr milde bezeichnen — „*Kurpfuscher*" verziert hätte.

Ich werde aber nicht etwa, um das Gleichgewicht herzustellen, mich des Ausdrucks „*Giftheilpfuscher*" bedienen, obgleich dieser bei Gelegenheit viel besser passen dürfte. Geht doch der Herr so weit, seinen eigenen Kollegen vorzuwerfen, „daß sie sich nicht schämten, im Dienste und Solde von ‚Kurpfuschern' an den wüsten Agitationen gewissenlosester und erbärmlichster Art gegen die wissenschaftliche Medizin teilzunehmen". Und dabei sagt er selbst: „zum Teil aber sind es hochachtbare Männer, welche aus *wissenschaftlicher Überzeugung* die ‚*Bakterien* als *Krankheitserreger*' nicht anerkennen."

Ich meine, wer seiner *Überzeugung* Ausdruck giebt, der verfährt *gewissenhaft*, mag diese Überzeugung auch von noch so einfachen und ungebildeten Personen — die nicht selten aber doch *klarere Denker* sind, als die sog. Gebildeten — geteilt oder von noch so mächtigen und einflußreichen bekämpft werden.

Gerade dann, wenn letzteres der Fall ist, gilt es nach dem Kernspruche des Studentenliedes zu verfahren: „*Wer die Wahrheit kennet und saget sie nicht, der ist fürwahr ein erbärmlicher Wicht!*"

Das bekannte: „medicus medicum odit" (der Arzt haßt den Arzt) hat von Alters her in der Medizin eine traurige Rolle gespielt, und spielt sie auch heute noch in der Tiefe, selbst da, wo man sich in großen Schaaren sammeln möchte, um ein *Monopol* zur Ausbeutung der Laienwelt zu erringen.

Sagten doch die Heidelberger „*Klinischen Analen*", ein seiner Zeit hoch angesehenes Fachblatt (Band 5 Heft 3) ganz gelassen:

„Der Unfug, den mit unerhörter Frechheit das servum pecus der gemeinen Ärzte (seine Zahl ist Legion) mit Mitteln treibt, deren

Wirkung es nicht einmal ahnt, gegen Krankheiten, deren Form er selten und deren Natur er *nie* weiß, — dieser Unfug ist fürchterlich, wie nichts anderes. *Es gehen in Wahrheit weit mehr Menschen durch ärztliche Eingriffe zu Grunde, als Menschen durch ärztliche Eingriffe gerettet werden.*"

Wenn das bis heute noch kaum anders geworden ist, trotzdem wir vor etwa 25 Jahren an einem glücklichen Wendepunkt angekommen schienen, so verdanken wir das, wie wir noch sehen werden *vor Allem* der *verballhornten Bakteriologie* und der sich an diese *knüpfenden Serum-Therapie.* Einen Teil der Schuld trägt aber auch die von jeher üblich gewesene Form des Kampfes in der Litteratur, das „sich Verhetzen" mit Kraftausdrücken und Kraftaussprüchen, *statt sich durch Darlegung seiner Gründe gegenseitig aufzuklären und zu fördern.* Wer sich jener Kraftphrasen bedient, macht sich aber verdächtig, über *Gründe nicht zu verfügen.*

Ich werde mich begnügen, unter gänzlicher Verzichtleistung auf derartige Würzmittel nur die für meine Ansichten sprechenden Gründe sachlich zu entwickeln.

Mein Herr Gegner verfährt in seinen drei Briefen hauptsächlich polemisch, indem er zunächst die Ansicht bekämpft, daß die meisten Krankheiten „*auf schlechter Säftemischung*", „*Blutunreinigkeiten*" oder „*Überlastung mit Fremdstoffen*" u. dergl. beständen. Er meint sogar, die, diesen Ansichten Huldigenden würde man sehr in Verlegenheit setzen, wenn man sie um *nähere Bestimmung* dieser „Blutunreinigkeiten", „Fremdstoffe" u. s. w. ersuchte.

Ich bin ganz *entgegengesetzter* Ansicht und gleich in der Lage, einige schlagende Beispiele vorzuführen, welche die als „Krankheits*ursachen*" vorliegenden „*Blutunreinigkeiten*" und „*Fremdstoffe*" recht deutlich erkennen lassen.

Um mit letztern zu beginnen, so sind *sie* die *alleinige* und in der *Medizin* selbst als solche anerkannte Ursache jenes furchtbaren Krankheitszustandes, den man als „*Arzneisiechtum*" bezeichnet. Derselbe entsteht, wenn ein lebender Organismus mit „Arzneistoffen", also wohl den entschiedensten „Fremdstoffen", die es für ihn giebt, derartig durchsetzt ist, daß es ihm sowohl an Kraft mangelt, dieselben auf den gewöhnlichen Wegen der Aus- und Absonderung (durch Darm, Nieren und Blase, Haut und Lungen) wieder auszustoßen, als auch sie durch fernere Einkapselung im Inneren des Organismus, wenigstens vorläufig und auf Zeit, noch unschädlich zu machen. Es sei hier nur beiläufig bemerkt, daß derartige Krankheitszustände, unter denen zur Zeit noch Tausende leiden, durch die *arzneilose* Naturheilmethode vollständig ausgeschlossen werden.

Ebenso wenig ist zu bezweifeln, daß eine der hartnäckigsten Flechten, die „*Schmutzflechte*" (psoriasis) auf der Verunreinigung des Körpers durch innerlich, wie äußerlich (durch Einreibungen) ihm aufgedrungene Arzneien, meist auf *Quecksilber*anwendung gegen Syphilis beruht. Wer das bestreiten wollte, würde sich nicht nur mit aller betr. Erfahrung, sondern auch mit den größten Autoritäten der Medizin z. B. mit „Eulenburg's Encyklopädie" in Widerspruch setzen.

„Blutunreinigkeiten“ sind es ferner, welche den Grund der so viel verbreiteten fieberhaften Ausschlagskrankheiten: *Pocken, Scharlach, Masern, Röteln* u. s. w. bilden. Und es ist für die klinische Beobachtung gar nicht schwer, deren Herkunft festzulegen. Es sind die eigenen gasigen Auswurfstoffe von Lungen und Haut, unsere eigenen Ausdünstungen, zu welchen sich beim Scharlach noch die Ausdünstungen von Exkrementen aus Aborten, Latrinen, Kloaken, Dunggruben und Kanälen gesellen. Daher die Entstehung dieser Krankheiten in schlecht gelüfteten, mit Menschen überfüllten Lokalen: Schulen, Kinderschlafstuben, Arbeiterkasernen u. s. w. Indem durch die Atmung immer und immer wieder diese gasigen Auswurfstoffe (Toxine) in den Körper aufgenommen werden, entsteht durch Anhäufung derselben allmählich eine so starke Blutvergiftung, daß der Organismus zu dem Versuch genötigt wird, diese Giftstoffe unter Fieber auf die Haut zu entladen.

Wie es sich mit der sog. „Ansteckung“ bei diesen Krankheiten verhält, werde ich später darlegen und zeigen, daß es des Suchens nach einem „Bazillus“ als „Krankheitserreger“ bei denselben gar nicht bedarf.

Auch bei den von meinem Gegner als Beispiel herangezogenen acuten und chronischen Nierenkrankheiten sind die Ursachen stets „Blutunreinigkeiten“, mögen dieselben durch falsche Ernährung: Alkohol, Koffein, Theein, Nikotin oder Arzneimittel: Quecksilber, Jod, Creosot, Terpentin u. s. w., durch übermäßige Anhäufung von Harnsäure als Folge zu starker Fleischkost oder durch *äußere* Einwirkungen auf die Haut: arzeneiliche Einreibungen, scharfe Seifen und dergl. herbeigeführt sein. Denn die *Nieren*, dieses kräftig organisierte „Mädchen für Alles“ müssen schließlich *alle* Vergiftungen des Organismus ausbaden d. h. *so weit sie es können.*

Nachdem ich so meinem Herrn Gegner einige Beispiele von *„Blutunreinigkeiten“* und *„Fremdstoffen“* als *„Krankheitsursachen“* vorgeführt, ohne dabei im mindesten in Verlegenheit geraten zu sein, möge er mir gestatten, noch einige seiner Begriffsbestimmungen und Beispiele unter die kritische Lupe zu nehmen.

Zunächst macht er seine Leser mit der älteren Anschauung bekannt, wonach man „die Krankheiten als selbständige in den Körper eingedrungene Wesen von dämonischem Charakter“ betrachtete. Er macht sich mit Recht darüber lustig. Dennoch möchte ich gerade *ihm* raten, diese abergläubische Ansicht unserer Altvorderen mit billiger Nachsicht zu beurteilen. Denn — bei Licht betrachtet — ist sie kaum mehr oder weniger geistreich, als die *allermodernste medizinische* Anschauung, welche die **unschuldigen Grundlagen alles pflanzlichen und tierischen Lebens,** die **Bazillen,** zu Krankheits**erregern** stempeln möchte.

Wenn er dagegen „Krankheiten“ als „Erscheinungen am lebenden Körper“ definiert, welche in „*Veränderungen* der Körpersubstanz“ (wie ich oben gezeigt in „Verunreinigungen“ des Blutes) bestehen und entweder mit oder *ohne* (?) Begleitung von in die Erscheinung tretenden Störungen der Lebensvorgänge einhergehen“, so nähert er sich damit auf etwas phraseologischen Umwegen doch eben meiner von ihm bekämpften Anschauung.

Das „*ohne Störungen*“ möchte ich indessen bezweifeln. Denn, wenn auch die Störungen nicht *jederzeit* und in *jedem Moment* hervortreten, so sind sie doch leicht durch Proben als vorhanden nachzuweisen. Wenn z. B. ein „an Verfettung Leidender“ in schneller Gangart einen Berg oder eine Treppe zu ersteigen versucht, so werden ihm die mangelhaften Funktionen von Lunge und Herz sofort zeigen, daß sein Gesundheitszustand kein normaler ist.

Wir wenden allerdings gegen die Fettleibigkeit neben angemessener Diät keine „*Beschränkung* in körperlichen Anstrengungen“, sondern umgekehrt deren zwar *allmähliche*, aber *stetige* Steigerung bis zur normalen an.

Ebenso werden sich bei andern, mehr oder weniger versteckten Krankheitszuständen bei entsprechenden Proben leicht die von ihnen verursachten Störungen der normalen Lebensvorgänge ergeben. Der „*Hämorrhoidarier*“ z. B., der sich in der Ruhe und in seiner gewohnten, meist sitzenden, Beschäftigung seines Krankheitszustandes kaum bewußt wird, empfindet denselben schon bei einigermaßen gesteigerter körperlicher Anstrengung, starkem Reiten, anhaltendem Fahren auf Eisenbahnen u. s. w.

Bei seiner Beschreibung der Krankheitserscheinungen des *Schnupfens* übersieht mein Gegner neben den anatomischen Veränderungen der „Rötung und Schwellung der Schleimhaut und der dadurch (?) verursachten Störung der vermehrten Absonderung“ — sollte nicht vielmehr umgekehrt die vermehrte Absonderung die Ursache der „Rötung und Schwellung der Schleimhäute“ sein? — die immer mehr oder weniger, wenn auch oft in kaum merkbarer Weise vorhandenen Funktionsstörungen zu erwähnen, welche wir „*Fieber*“ nennen. Doch *alle* diese Erscheinungen sind nur die *Symptome* (Kennzeichen) des Schnupfens, stellen aber keineswegs sein „*Wesen*“ dar.

Dieses dürfte vielmehr in der *Stellvertretung* der in ihrer Funktion (durch Erkältung) gestörten *Haut* mittelst *vermehrter Absonderung der Nasenschleimhäute* und des *Fiebers* zur Fortschaffung bezw. Vernichtung der nicht rechtzeitig ausgedünsteten Mauserungsstoffe bestehen.

Am nächsten kommt wohl mein Gegner der Wahrheit, wenn er „alle Krankheitserscheinungen in letzter Beziehung als Lebensäußerungen betrachtet, „welche sich als Modifikationen des normalen darstellen.“

Allein damit scheint mir doch das „*Wesen*“ der Krankheiten keineswegs bestimmt zu sein.

Dieses *Wesen* der Krankheiten dürfte am zutreffendsten als ‚in der *Widerstandsleistung* (Reaktion) *des Organismus gegen ihm aufgedrungene Schädlichkeiten* (S. oben „Blutunreinigkeiten, Arzeneien u. s. w.) bestehend“ definiert werden.

Wir wollen übrigens doch auch nicht vergessen, wie lange die *Medizin* an der irrigen Ansicht festgehalten, die *Krankheitszeichen* (Symptome) für die „*Krankheit selbst*“ auszugeben, und, indem sie dieselben mit dazu erfahrungsgemäß als geeignet erkannten Mitteln *bekämpfte* bezw. *todtschlug*, die *Krankheit* zu beseitigen und zu *heilen* vermeinte.

Die *Cellularpathologie Virchow's*, auf die sich mein Gegner beruft, hat unzweifelhaft das Verdienst, in dieser Richtung Wandel geschaffen und den Unterschied zwischen dem „*Wesen*" der Krankheit und ihren „*Erscheinungen*" (Symptomen) klarlegen geholfen zu haben.

Ohne näher auf sie einzugehen, möchte ich doch bemerken, daß sie nach ihrem sieghaften ersten Auftreten längst als *nicht ausreichend* zur Begründung einer *allgemeinen Krankheitslehre* erkannt worden ist. Schon der Umstand, daß, während bei einzelnen Erkrankungen z. B. bei *Weißblütigkeit* (Leukämie), sich die Erkrankung fast *jeder einzelnen Zelle* nachweisen läßt, bei andern z. B. den meisten gewöhnlichen Erkältungskrankheiten, sich fast gar keine erkrankten Zellen nachweisen lassen, macht sie für eine allgemeingiltige Unterlage einer Krankheitslehre ungeeignet.

Wenn aber mein Gegner im Anschluß an die Virchow'sche Cellularpathologie den „Kurpfuschern" die „sorgfältig gepflegte Anschauung" unterschiebt, nach welcher „die Blutflüssigkeit *ursprünglich an und für sich* durch falsche Mischung oder Schärfe zur Krankheitsquelle wird", so muß ich bezweifeln, daß er dafür auch nur eine einzige Quelle anzuführen im Stande ist. Er schreibt da den, ihm so verhaßten „Kurpfuschern" eine Krankheitsquelle *ohne Ursache* zu. Ich habe aber oben gezeigt, wie vollkommen sich die Anhänger der Naturheilmethode der *Ursachen* der „Blutunreinigkeiten" bewußt sind, wenn auch die Grundursache der „dyskrasischen" Blutentmischung durch Mangel der so wesentlichen Nährsalze erst durch *Dr. Lahmann* aufgedeckt worden ist.

Daß es „*krankhafte Störungen*" giebt, welche ohne *wesentliche* anatomische Veränderung der Körpersubstanz bestehen, kann insofern zugegeben werden, als man unter „*wesentlichen*" lediglich solche versteht, welche wir mit unsern heutigen Mitteln nachweisen können.

Die sog. *scheinbaren Lähmungen* z. B., welche mein Gegner für seine Anschauung anführt, haben ganz gewiß anatomische Veränderungen gewisser Rückenmarksnerven zur Grundlage bzw. haben sie zu einer bestimmten Zeit zur *Grundlage gehabt.* Bei den vielen Selbstheilungen der Natur sind diese vielleicht im Laufe der Zeit geheilt, während der Patient noch immer unter dem Eindruck ihrer einst gefühlten Einwirkung steht. Wird diese Idee bei ihm durch *Gefahr, Suggestion*, kurz durch irgend eine *plötzliche, mächtige geistige Einwirkung* aufgehoben, so erfährt er durch die nun eintretende Wirkung seiner *Willenskraft, daß er geheilt ist.*

In andern Fällen aber ist es eben *nur* diese *Willenskraft*, welche *momentan* eine Heilung *vortäuscht*, die mit der Veranlassung jener plötzlich auftretenden außergewöhnlichen Willenskraft auch sofort wieder verschwindet.

Wenn es auch richtig ist, daß „ebenso mannichfach, wie das Wesen der Krankheiten, auch die Ursachen der denselben zu Grunde liegenden Organveränderungen sind", so ist es doch wichtig, festzustellen, daß das *Wesen* der Krankheiten doch allemal in der *Widerstandsleistung* des Körpers gegen aufgedrungene *Schädlichkeiten* besteht, und daß diese *letztern*: *Abweichungen von normaler Lebensweise* in Bezug auf *Atmung, Ernährung, Hautpflege, Wohnung, Ruhe, Bewegung* u. s. w. *allemal* die *Ursachen* der Krankheiten darstellen.

Wenn die „ärztlichen Briefe“ mit Recht auf die „große, vielfach allerdings auch überschätzte Rolle, welche dabei abnorme *Temperaturverhältnisse* spielen“, aufmerksam machen, so ist diese Rolle sehr verschieden, je nachdem der Körper dessen, der ihnen ausgesetzt ist, im Allgemeinen *normal* erhalten und durch Arbeit, Bewegung und Aufenthalt im Freien „trotz Wetter und Wind, trotz Kälte und Hitze“ im Ertragen auch außergewöhnlicher Temperaturen geübt wurde, oder nicht.

Auch erscheint es wichtig, gegenüber der Rolle, welche den *Parasiten*: *Bandwürmer, Rundwürmer* — auch *Madenwürmer, Trichinen* und *Krätzemilben* gehören hierher — als *Krankheitsursachen* spielen, darauf aufmerksam zu machen, daß an ihrem *Aufkommen* im Organismus wiederum *Abweichungen* von der normalen Lebensweise beteiligt sind, während die *naturgemäße Lebensweise* einen sichern Schutz vor ihnen verleiht, indem sie entweder ihre *Keime* nicht in den Organismus einführt, *oder*, wo sie durch abnorme Umstände in denselben gelangen, sie *rechtzeitig* d. h. ehe sie sich entwickeln können, wieder entfernt.

Wer kein Schweinefleisch und keine Ratten verzehrt, ist vor *Trichinen* und dem *Schweinebandwurm* sicher; wer kein Rindfleisch ißt, bekommt keinen *Rinderbandwurm*, wer weder Aal noch Hecht ißt, keinen *Fischbandwurm*. Wer seine Kinder rechtzeitig von der Milch zur festen Pflanzennahrung übergehen läßt, erspart ihnen die *Madenwürmer* und, wer ihnen keinen Übergang zur Fleischnahrung zumutet, auch die *Rundwürmer* u. s. w. Wie solche Kinder gedeihen, welche außergewöhnliche Muskeln, welche Kraft und Gesundheit sie erlangen, davon haben mich zahlreiche Beispiele in den letzten 30 Jahren überzeugt.

Es ist auch ein recht deutlicher Hinweis auf den Schutz, welchen eine *flotte Verdauung* gegen alle Parasiten der Verdauungswege gewährt, wenn so oft Berichte über *Trichinenepidemieen* mitteilen, daß ganz kleine Kinder, die *trichinöses* Schweinefleisch genossen, durch *Erbrechen* und *Durchfälle* von der *Trichinose* verschont blieben, während ältere Kinder und Erwachsene in starkem Maße davon ergriffen wurden.

Gegen *Krätze* aber schützt eine gründliche tägliche Hautpflege. Ich habe in meiner aktiven Dienstzeit dreimal krätzekranke Burschen gehabt, welche längere Zeit, bevor ihr Zustand erkannt wurde, alle meine Kleider reinigten: **niemals** bin ich von der *Krätze* befallen worden.

Noch zwei von den „Briefen eines Arztes“ erwähnte und dort auf „*Erblichkeit*“ zurückgeführte Krankheiten möchte ich berühren, weil ich darüber stark abweichende persönliche Erfahrungen besitze.

Muskelschwund, hervorgerufen durch Rheumatismus, medizinische gegen denselben verordnete Einreibungen und in Folge dessen eingetretenen *Nichtgebrauch* des betr. Gliedes ist mir *häufig* im Leben vorgekommen. Daß da *vegetarische Lebensweise, Dampf-* und *Wechselbäder* (*heiße längere* und *mildkühle kürzere* im Wechsel), *feuchte Packungen*,

Massage, aktive und passive Gymnastik **vollständige Heilung** bringen, wissen nicht nur viele „Kurpfuscher“, sondern auch approbierte Ärzte.

Vor einigen Jahren aber bat mich ein Arbeiter (Tischler) um Rat, der selbst angab, schon 5 Jahre lang an „*erblichem*“ — sein Vater war an solchem zu Grunde gegangen — *Muskelschwund medizinisch vergeblich* und unter steter Zunahme des Leidens behandelt zu sein. Ich gab ihm eine genaue aus den obigen Mitteln zusammengesetzte Kur an. Schon nach 3 Monaten war entschiedene Besserung zu verzeichnen und *nach* $1^1/_2$ *Jahren* war der *betr. Arm* (der rechte) *ganz geheilt und brauchbar.*

Noch bezeichnender sind meine Erfahrungen mit der 2. *erblichen*, der ebenso „räthselhaften“, wie „gefürchteten“ *Bluterkrankheit.* Ich lernte vor Jahren mit derselben in Folge Vererbung von der Mutter behaftete Kinder kennen. Der kleinste Stecknadelstich oder ein Hautschnittchen mit Taschenmesser oder Scheere rief bei denselben tagelang anhaltende, kaum zu stillende Blutungen hervor. Durch *vegetarische Ernährung, abhärtende Hautpflege* und *körperliche Übungen aller Art* gelang es, diese Knaben von ihrem ererbten Übel so zu befreien, daß sie als Studenten scharfe Mensuren mitmachen konnten und tüchtige Schmisse bei ihnen ganz ebenso leicht verheilten, wie bei ihren Kommilitonen.

Das Alles hat mich in der Überzeugung bestärkt, daß es zwar *ererbte krankhafte Anlagen* giebt, daß diese aber durch zweckmäßige Lebensweise getilgt werden, jedenfalls im Laufe mehrerer Generationen gänzlich schwinden können. Hoffentlich sind diese meine Erfahrungen für den einen oder andern meiner Leser von Wert.

---

2. Capitel.

Über die Ursachen der sog. Infektions-(Ansteckungs-) Krankheiten.

Die Lehre, daß bei den *sog. Infektionskrankheiten Bakterien* oder *Bazillen* als *Krankheitserreger* in Betracht kämen, habe ich bereits mehrfach geprüft und bei einzelnen Kategorien dieser Krankheiten (z. B. Diphtheritis, Pocken, Masern, Scharlach u. s. w.) auch als irrig nachgewiesen.

Bei dem großen Ansehen aber, welches diese *irrige* Lehre, auch heute noch, wo sie wissenschaftlich längst ad absurdum geführt ist, in großen Ärztekreisen genießt, und weil sie die eigentliche Basis meines ärztlichen Herrn Gegners bildet, muß ich doch noch etwas genauer auf dieselbe eingehen und ihre *allgemeine Hinfälligkeit* nachweisen.

Diese Theorie ist bekanntlich seiner Zeit von *Robert Koch* aufgestellt und mit großem Aplomb in Scene gesetzt worden. Betrachtet man die Widersprüche, in welche sich Koch's speculativer Geist von Hause aus verwickelte und seine groben Verstöße gegen die Logik, so wäre es schier unbegreiflich, wie seine Lehre so viele

Anhänger finden konnte, bedächte man nicht, wie sehr sie einerseits der Denkträgheit und Bequemlichkeit der Menschen, andrerseits ihrer Wunder- und Sensationssucht entgegenkam.

Wie bequem — anscheinend wenigstens — an Stelle der bis dahin als Krankheitsursachen angesehenen *tausendfältigen Sünden der Menschen gegen die Naturgesetze einfache Spaltpilze als solche* zu setzen! Damit war man von allen diätetischen und sonstigen hygieinischen Sünden freigesprochen! Man konnte leben, wie man Lust hatte, nur den *Bazillen* mußte man *aus dem Wege gehen* oder sie *vertilgen.*

Leider erfüllen sie die ganze Welt, sind überall zu Milliarden vorhanden, lassen sich daher *gar nicht vermeiden* und haben sich auch — in den Augen der Koch'schen Schule, ihre schlimmste Eigenschaft — weit *widerstandsfähiger* gegen *alle Gifte* erwiesen, als *der Mensch selbst!*

Doch da kam ein Tröster, ein andrer Gelehrter, der verstorbene Geheimrath *v. Pettenkofer* und tat den erlösenden großartigen Ausspruch: **„Die Bazillen sind die größten Wohltäter der Menschheit!"**

Wenn ich mir aus räumlichen Gründen versagen muß, die Tiefe und die unermeßliche Tragweite dieses Ausspruches hier eingehender darzulegen, so wird es doch an Gelegenheit nicht fehlen, im Einzelnen auf seine Richtigkeit hinzuweisen.

Sehen wir zunächst zu, wie mein ärztlicher Gegner, gegen dessen Ausführungen ich mich zunächst wenden muß, die Sache darstellt.

Ganz unvermittelt — außerordentlich bequem — stellt er gleich im Anfange die Behauptung auf, daß es „*einzelne* Arten von Spaltpilzen gebe", welche „die Fähigkeit besäßen, durch Eindringen in den Körper diesen *krank* zu machen". „Die so erzeugten Krankheiten", so erfahren wir, „heißen *Infektionskrankheiten*". Er ergeht sich dann in Lobpreisungen der vom Staate gegen die Verbreitung dieser „Infektionskrankheiten" ergriffenen „den Kurpfuschern so verhaßten" (!) Maßregeln. Ich werde einzelne derselben am Schlusse meiner Ausführungen einer sachlichen Kritik in Kürze unterziehen müssen.

Für die Eigenschaft der betreffenden Bakterien als Krankheits*erreger* beruft er sich zunächst auf die „*überwiegende Mehrheit der Ärzte*", ein sehr bedenkliches Argument, wenn man erwägt, daß die Ansichten der *Mehrheit* sich im Laufe der Weltgeschichte *zu 99%₀ als grundfalsch* erwiesen haben, daß sich die *großen Geister* auch in der *Medizin niemals* unter der *Mehrheit* befanden, und daß die Ansichten dieser *Mehrheit* im Laufe der Zeit fast ausnahmslos denen der *Minderheit* haben weichen müssen.

Wir werden dann dahin belehrt, daß „in Wirklichkeit kein Arzt so thöricht sei, den ‚*bloßen Befund von Bazillen*' bei einer Krankheit als *Ursache* der letztern zu deuten", sondern daß dazu gehöre, daß „*dieselbe* Bazillenart *stets* bei der *betreffenden Krankheit*" — wir sahen schon früher, daß *das weder* auf den *Cholera- noch* den *Diphtheriebazillus* zutrifft — „und *niemals* bei einer *andern* gefunden wird."

Leider hat mein Herr Gegner, wie es scheint, nur ein sehr

kurzes Gedächtniß, denn er selbst sagt schon am Schlusse *desselben* Artikels: „es werde *ohne Weiteres* verständlich, daß **ein und dieselbe** *Bakterienart* **verschiedene** *Krankheiten erzeugen könne!*"

Erkläret mir, Graf Örindur, diesen Zwiespalt der Natur!"

Er beruft sich dann auf das *Tierexperiment* — das unglückseelige, Mensch und Tier unglücklich machende — und meint, wenn bei einem Versuchstier die Ausgangskrankheit durch Übertragung einer Bakterienkultur in dessen Körper erzeugt würde, so sei der Beweis erbracht, „daß die untersuchte Bakterienart die *äußere Ursache* der in Rede stehenden Krankheit darstellt". Den naheliegenden und von der neueren Bakteriologie, wie wir noch sehen werden, siegreich aufrecht erhaltenen Einwand, daß bei diesem Versuch außer den Bazillen noch etwas *Anderes* von dem *Krankheitsmaterial* übertragen worden sei, hält er nicht für stichhaltig, „wenn erst eine vielfache Übertragung von einem Nährboden auf den andern vorausgegangen ist".

Die Ansicht, daß auch *dabei* ein *anderer*, von dem ursprünglichen Nährboden herrührender Stoff von einem Nährboden auf den *andern mit* übertragen worden sei, scheint ihm „*bedeutungslos*", da dann „jedenfalls der Ansteckungsstoff" *eng und untrennbar mit den Bakterien verbunden wäre*". Er hält es für die Praxis für gleichgültig, ob die *Bakterien* oder „die *denselben anhaftenden Stoffe* die Krankheit *verursachen*"

Er übersieht dabei merkwürdiger Weise, daß sich die eingreifendsten, unsere *Freiheit* und *Gesundheit* am tiefsten schädigenden, von ihm so gerühmten hygieinischen Maßregeln gerade gegen die *Bakterien* richten und ganz hinfällig erscheinen müßten, wenn jene an der *Krankheitserzeugung* und *Übertragung* ganz *unschuldig* wären, wie es in der Tat der Fall ist und das *Hiller*'sche Experiment (s. *I. Abschnitt* in Cap. 2) mit *mathematischer Schärfe* bewiesen hat. Er führt dann allerdings auch dies Experiment an, leider in höchst *einseitiger* Weise.

Er bezeichnet ganz ähnlich, wie Prof. *Gaffky*, der treue Schüler Koch's und sein gegenwärtiger Nachfolger im Reichsgesundheitsamt und im Bakteriologischen Institut, die *Reinigung* der filtrierten *Bakterien* mit *destilliertem* Wasser, wie sie *Hiller* vornahm, als eine „*Desinfizierung*", durch welche dieselben ihrer *krankheiterregenden Eigenschaften* beraubt werden. Er *vergißt* aber ganz, den *Gegenversuch Hiller's* anzuführen, wodurch er mit den, *von allen Bakterien befreiten* Krankheitsstoffen bei den Versuchstieren bei Verfütterung *tödliche Darmentzündungen* und bei Verimpfung schwere, meist *tödliche Blutvergiftungen* erzielte, ja, daß die mit den *unfiltrierten*, von den *Bakterien nicht gereinigten originären Krankheitsstoffen* erzeugten Erkrankungen stets *leichter* waren, als die mit den *bakterienfreien* erzielten.

Dieses durchschlagende *Hiller'sche Experiment* ist dann, wie wir noch sehen werden, durch zahlreiche neuere *bakteriologische Forscher* bei allen *sog. Infektionskrankheiten* entschieden bestätigt worden.

Sehen wir uns nun noch kursorisch einige der, teils durch ihre *Kühnheit*, teils durch ihre *Offenheit* hervorragendsten Behauptungen meines Herrn Gegners an, ehe wir dazu übergehen, die hier vorliegende wichtige Materie vom Standpunkte der *Naturheilmethode* aus klar zu stellen.

Daß es bei einigen Infektionskrankheiten *noch nicht gelungen* ist, die „Beweiskette für die schuldig gehaltene Bakterienart zu schließen", wollen wir nur registrieren, werden aber zeigen, daß es überhaupt noch bei *keiner Bakterienart* — das *Hiller*'sche Experiment beweist es schon zur Genüge — gelungen ist, „*diese Beweiskette zu schließen*", wohl aber den *Gegenbeweis ihrer völligen Unschuld* zu liefern!!

Auch bezüglich des „als *Erreger* des *Typhus* geltenden" Bazillus erfahren wir, daß „ein *absolut zwingender* Beweis (sic!) für seine Eigenschaft als *Erreger* durch den Tierversuch *noch nicht erbracht* worden, da es an einem Tier *fehle*, welches für *Typhus empfänglich* ist". Das letztere ist ein *Irrtum*, denn das sog. „*Faulfieber*" der *Pferde* ist mit dem *Typhus klinisch* ganz *identisch*, freilich durch den „Typhusbazillus" nicht zu erzeugen.

Daß „der ‚Typhus' aber durch ein bestimmtes Etwas erzeugt werde, das in den Körper von außen her eindringt", wollen wir gerne glauben, wenn auch die von Professor *Peter* (Paris) mit größter Wahrscheinlichkeit mitangeschuldigten *Ermüdungsgifte* nur zum Teil *von außen* (durch Fleischnahrung) eingeführt, zum Teil aber in dem menschlichen Körper selbst erzeugt werden.

Dafür aber, daß *verunreinigtes* Wasser und Nahrungsmittel *Typhus* wie *Cholera* verbreiten, sprechen zahlreiche Tatsachen, von denen ja die Briefe des Arztes ebenfalls verschiedene anführen.

Seine immerhin bemerkenswerte Äußerung: „die *direkte Ansteckung von Person zu Person spielt beim Typhus keine große Rolle*" wollen wir ruhig dahin erweitern, daß sie *gar keine Rolle* spielt. Das einzusehen, ist leicht, sobald man lediglich die klinische Erfahrung gelten läßt und zu Rate zieht. Die confusen Versuche mit Blut von Typhuskranken und künstlich gezüchteten Typhusbazillen können nur irreführen.

Endlich gesteht der ärztliche Briefschreiber ein, daß bei *Scharlach*, *Masern* und *Pocken* noch kein *erregender* Bazillus gefunden worden sei, vergißt aber anzuführen, daß die bei *eiternden* Pocken bzw. im *Pockeneiter* vorgefundenen *Kokken*, wie der, schon in Abschnitt I Cap. 2 erwähnte, *Masernbazillus*, doch *stets* bei jenen Krankheiten vorkommen, daher nach *seiner* obigen Logik ihre *Ursache* sein müßten. *Die Wirklichkeit deckt sich eben gar nicht mit der bakteriologischen Theorie.*

Die ganze „Ansteckung" beruht bei den in Rede stehenden Krankheiten eben auf der *Einatmung schlechter* mit *Menschenausdünstung erfüllter* Luft. Alles, was man zugeben kann, ist, daß: die *Ausdünstungen* von *schon an jenen Krankheiten erkrankten* Menschen noch *schädlicher* sind, als die der *Gesunden*. Das *Tierexperiment* aber hat bei diesen Krankheiten noch *gar nicht verfangen wollen.*

Wir erfahren ja auch, daß „nur *bestimmte Versuchstiere* für *bestimmte Krankheiten empfänglich* sind", für *Syphilis* aber *keine* Tiere, daher auch wohl die berüchtigten Versuche eines *Neisser* an *Kindern.*

„Schweine, Hunde, Katzen sind nicht für den beim *Rauschbrand* der Rinder gefundenen „Rauschbrandbazillus" empfänglich. Die meisten Tiere vertragen die Einverleibung des für Schweine so gefährlichen (?) *Bazillus* des *Schweinerotlaufs* ohne Schaden" u. s. w.

„Von *Infektion*", so heißt es dann weiter, „ist erst *dann die Rede*, wenn sich die eingedrungenen *Parasiten* (?) auf Kosten der Substanz des Körpers vermehren." Danach würde die anerkannteste *Infektionskrankheit*, die *Syphilis* aus *dieser Kategorie völlig ausscheiden*, da sich bei ihr ein, auf *Kosten der Körpersubstanz sich vermehrender „Parasit" nicht* vorgefunden hat.

„Die Erkrankung des befallenen Körpers", so erfahren wir ferner, „wird in der Hauptsache durch die, von den sich vermehrenden Bakterien produzierten, Gifte bedingt, die man in den Laboratorien künstlich dargestellt hat."

Davon sollen die „Kurpfuscher" nichts wissen. Möglich! Dafür wissen sie aber das praktisch weit Wichtigere und Nützlichere, daß man durch richtige Benutzung und Behandlung des durch jene Gifte hervorgerufenen Fiebers, durch feuchte Packungen, Halbbäder u. s. w. die ganze Krankheit mit Sicherheit in Genesung überzuführen im Stande ist.

Dann kommt der schon hervorgehobene Widerspruch gegen seine eigne Theorie, daß nämlich „*verschiedene* Krankheiten *durch ein und dieselbe Bakterienart* hervorgerufen werden sollen — damit hörte die „*Specifizität*" dieser Bakterien jedenfalls auf —, aber wir erfahren auch die noch weit gräßlichere Gefahr, daß „mehrere von einander verschiedene Bakterienarten gleichzeitig auf den Organismus einzuwirken vermögen"! Gott sei dem armen Organismus gnädig!

Zum Trost erfahren wir dann aber auch wieder, „daß das bloße *Eindringen der Bakterien* in den Organismus **nicht immer genüge,** *die betr. Krankheit hervorzubringen*" (sic!), sondern „daß der Körper über *Widerstandsfähigkeit*, „*Schutzwerkzeuge*" verfüge, „die leider zuweilen versagen", daß es aber andrerseits „Menschen gebe, die für *bestimmte Infektionskrankheiten überhaupt unempfänglich sind!*" Die *Glücklichen!* Vielleicht aber sind das *alle Vernünftigen, insofern sie vernünftig leben und sich nicht fürchten!*

Doch da habe ich ja schon das, dem Herrn Briefschreiber so fatale Schlagwort „*Bakterienfurcht*" berührt. Er bekämpft sie freilich — wohl wider Willen — indem er uns noch mitteilt, daß die Bakterien „nicht allezeit gleich giftig seien", daß sie *durch Übertragung von einem Nährboden zum andern ihre Giftigkeit verlieren!*

Ei, siehe da! und vorher behauptete doch derselbe Herr, daß sie ihre Giftigkeit „von *einer Cultur zur andern bewahrten*", vielleicht bis in's Unendliche? Dann aber werden die wissenschaftlich gebildeten Ärzte aufgefordert, gegen „diese Leute (d. h. die *Bazillenverächter*) *gerade so unerbittlich vorzugehen, wie gegen die Bazillen selbst*"! Also wir sollen *ausgerottet* werden, *wie die Bazillen.* **Nun, da können wir ja unbesorgt sein, denn wir sind ebenso unbesiegbar, wie jene** (s. unten).

Zum Schlusse stellt uns der ärztliche Briefschreiber — nach einem Seitenhieb auf das „alleinseeligmachende Wasser", den ich nicht durch einen gleichen auf das „alleinseeligmachende Gift“ erwidern will, — in Aussicht, „den Nutzen, welchen die wissenschaftliche Erkenntniß der „*krankheitserregenden* Bakterien für das *öffentliche* und *private Wohl* gebracht, uns in einer gelegentlichen spätern Veröffentlichung vorzuführen.“

Vielleicht nimmt es mir der Herr nicht übel, wenn ich nachstehend den Versuch mache, ihn dieser ebenso mühevollen, wie aussichtslosen Arbeit zu entheben, und, nachdem ich ihm so lange auf seinen Kreuz- und Querzügen durch das bakteriologische Labyrinth gefolgt bin, selbst den Ariadnefaden zu spinnen, an welchem sich ein Ausweg aus diesem verworrenen Labyrinth finden läßt.

Damit er, der Unergründliche, mir nicht Mangel an Gründlichkeit vorwerfe, muß ich allerdings ein wenig weiter ausholen und mir zunächst einige ketzerische Betrachtungen über die *Bakteriologie* erlauben.

---

3. Capitel.

Die Bakteriologie als Wissenschaft.

Jede *Wissenschaft* gründet sich in ihren ersten Anfängen auf eine Anzahl sorgfältig beobachteter Tatsachen. Je größer die Zahl derselben und je größer die Übereinstimmung der in Bezug auf sie gemachten Wahrnehmungen, desto sicherer können darauf Theorien und Systeme gebaut werden. Kann daher der wahre Fortschritt einer Wissenschaft sich schon aus diesem Grunde nur langsam und allmählich vollziehen, so wird das um so mehr der Fall sein, je umfangreicher das Gebiet ist, auf welches sich diese Tatsachen und Beobachtungen beziehen.

Nun erstreckt sich die *Bakteriologie*, die Lehre von der Entstehung und Wirkung der *Bakterien* oder *Bazillen* auf ein in der Tat *unendliches* Gebiet. Sie könnte, wenn man die *Astronomie* als die Wissenschaft vom „*unendlich Großen*“ ansieht, treffend als die Wissenschaft vom „*unendlich Kleinen*“ bezeichnet werden.

Ihre Begründung verdankt sie hauptsächlich den *Botanikern*, unter denen vor allem die Professoren *v. Naegeli* (München), *Wigand* (Marburg) und Hofmann (Gießen) durch ihre scharfsinnigen Forschungen und Schlußfolgerungen hervorragen. *v. Naegeli* hat in seinen Werken, besonders in seinem tiefsinnigen, viel zu wenig gelesenen Buche: „*Über die Grenzen des menschlichen Wissens*“ auf's bündigste nachgewiesen, daß diese Mikroorganismen oder kleinsten Lebewesen nicht nur aus organischen (Pflanzen oder Tieren), sondern auch aus anorganischen, im gewöhnlichen Leben als „leblos“ bezeichneten Stoffen, z. B. Steinen zu entstehen vermögen, sobald unter gleichmäßiger Einwirkung von Wärme noch Luft (Sauerstoff) und Feuchtigkeit hinzutreten. *Naegeli* verwahrt sich zwar ausdrücklich dagegen, damit die sogenannte generatio aequivoca d. h. die Selbsterzeugung bewiesen oder auch nur beweisen gewollt zu haben, aber doch nur in *dem* Sinne, daß er den entstehenden Mikroorganismen keine „*selbstschöpferische*“ Kraft zuschreibt, wohl aber, daß er die, auch in den *anorganischen* Stoffen vorhandene und durch die hinzutretenden Elemente und die Wärme entbundene „*Lebenskraft*" als zur Zeugung der entstehenden Mikroorganismen befähigt betrachtet.

Diese Anschauung, auf tatsächliche Beobachtungen begründet, ist denn auch die einzige, welche geeignet ist, die Entstehung aller organischen Wesen und deren Entwicklungsreihe aus dem „Chaos", d. h. den großen Urzuständen der Weltkörper, in specie unserer Erde, zu erklären.

Durch sehr genaue und vorsichtige Experimente mit bereits organisierten pflanzlichen und tierischen Stoffen hat dann *Wigand* die Entstehung dieser kleinsten Lebewesen aus den eignen *Strukturelementen* dieser Stoffe nachgewiesen und die Ansicht, daß dieselben nur durch Eindringen gleichartiger Wesen oder deren Keime (omne vivum ex ovo, „alles Lebende aus dem Ei") *von außen*, also durch *Zeugung* entstehen könnten, *einwandfrei widerlegt.* Er hat z. B. nachgewiesen, daß *Bakterien unabhängig von vorher existierenden Keimen in der organisierten Zelle spontan entstehen*". So ergaben seine Versuche, daß organische Stoffe, in kochendem Zustande in eine während des Kochens dieser Stoffe zugeschmolzene Glasröhre eingeführt, dort in Bakterien zerfallen, daß diese Bakterien aber erst *Fäulniß* verbreiten können, wenn „Wärme und Sauerstoff hinzutreten".

„In der freien Natur", sagt *Wigand*, „treten unter günstigen äußeren Bedingungen *Fäulnißprozesse* auf, *gleichviel*, ob eine *Infektion* künstlich oder zufällig stattfindet oder *nicht*, nur daß im letztern Falle die Wirkung um eine kleine Zeit später, nämlich *erst dann* erfolgt, nachdem sich *Bakterien* spontan gebildet haben. Auf diese Weise erklärt es sich, wie in *völlig abgeschlossenen* Partieen innerhalb des lebenden Organismus *Bakterien* und *Fäulniß* auftreten und, wie Tier- und Pflanzenleichen regelmäßig und oft in rapider Weise, und zwar von innen heraus, durch und durch in Verwesung geraten können. Wo *keine Fäulniß* erfolgt, beruht das *nicht* auf der Abwesenheit von außen eindringender Bakterienkeime, sondern auf dem *Fehlen der physikalischen und chemischen Bedingungen* sowohl für die *Erzeugung* der *Bakterien*, als für deren *Wirkung*."

Wigand hat weiter nachgewiesen, daß sich z. B. im Innern von Kartoffeln, Birnen, Äpfeln u. s. w. in den dort vorfindlichen faulen Stellen, die von Bakterien wimmeln, die größten derselben im innersten Kern dieser Stellen finden, daß man in dem, diese Stellen umgebenden, gesunden Fleisch keinerlei etwa auf der Einwanderung begriffnen Keime (Sporen) von solchen entdecken kann, sondern, daß umgekehrt vom Innern dieser fauligen Stellen sich die Bakterien nach außen hin ausbreiten, so daß die jüngsten, am wenigsten entwickelten Formen in ihrer *Außen*fläche auftreten.

Seine Forschungen haben ferner zur Evidenz erwiesen, daß alle Keimvorgänge in den, der Erde übergebenen Pflanzenkörnern durch Umwandlung der Pflanzenzellen in Bakterien vor sich gehen. Die Zellen setzen sich zunächst in tanzende d. h in wimmelnder Bewegung begriffene Körnchen (Kokken) um, von denen einzelne sich zu Stäbchen (Bakterien) strecken, dann zu Vibrionen (gekrümmten Bakterien) und Spirillen (korkzieherartig gewundenen Bakterien) auswachsen.

Wigand's Forschungen haben es mindestens *außerordentlich wahrscheinlich* gemacht, daß, wie alle *Vergehungs*-(Fäulniß-)Vorgänge bei Pflanzen und Tieren unzweifelhaft unter dem Einflusse von Bakterien stattfinden, so diese auch bei den *Wachstumsvorgängen* bei Pflanzen und Tieren beteiligt sind. Immerhin hält *Wigand* noch in beschränktem Grade an der Ansicht fest, daß es *spezifische* Bakterien gebe, welchen eine *Eigenart* in Bezug auf ihre *Wirkung* zukomme, die von *andern* Bakterien *nicht* hervorgebracht werden könne. So sagt er: „Die Mehlbakterien und die Milchsäurebakterien, obgleich sowohl morphologisch (gestaltlich), wie bezüglich ihrer Gärungsprodukte sehr ähnlich, vermögen sich doch nicht gegenseitig zu vertreten, wie ja auch die Milchbakterien und die morphologisch ähnlichen Fäulnißbakterien sich in ihrer Ferment-(Gärungs-)Wirkung nicht gegenseitig zu ersetzen vermögen."

In dieser Beziehung haben dagegen Prof. *Hofmann* (Gießen) seine Forschungen zu *entgegengesetzten* Ergebnissen geführt. Er hat durch Dauerversuche nachgewiesen, daß z. B. sowohl die *Gärungs*-(Ferment-)Bakterien, wie die, welche die Diastase (Umwandlung von Stärke in Dextrin und Zucker) bewirken, sich *gegenseitig zu vertreten* vermögen. Wenn sie auch, auf anderes Nährmaterial, als das, welchem sie entsprangen, gebracht, anfänglich abzunehmen und zu vergehen scheinen, so erholen sie sich doch allmählich und wirken, ihre Natur entsprechend ändernd, auch in ihrer neuen Rolle auf das neue Material.

Naegeli erweiterte auf Grund seiner Forschungen diese Schlüsse dann noch dahin, daß es *überhaupt keine constanten Bakterien* gebe, daß *dieselbe species alle möglichen Formen* annehmen und sich bei allen Gärungen und ähnlichen physikalisch-chemischen Processen vertreten könne.

Bedenkt man die *Umänderungsfähigkeit hochentwickelter Pflanzen* und *Tiere* durch die *Zucht*, so wird man der Ansicht *v. Naegeli's* schon aus dem *innern* Grunde beistimmen müssen, daß solche *niedere*, unmittelbar aus der Substanz selbst hervorgegangenen Wesen, welche erst die geringsten Anfänge einer Organisation zeigen, um so leichter *andere Formen* annehmen und sich *andern Funktionen* anpassen können.

Im übrigen waren diese Botaniker in ihren Beobachtungen sehr genau, in ihren Schlußfolgerungen sehr vorsichtig und verwiesen bezüglich des nicht sicher Festgestellten auf die Aufklärungsarbeit der Zukunft.

Immerhin dürften sich aus den *wissenschaftlich festgestellten* Anfängen der *Bakteriologie* nachstehende wichtige Schlußfolgerungen ergeben:

1. Die *Bakterien* vermitteln den Übergang der *anorganischen* in die *organische* Welt und sind bei Entstehung der letztern aus jener unmittelbar beteiligt.

2. Alle *Gärungs-* und *Fäulnißprocesse* finden unzweifelhaft unter der Einwirkung von *Bakterien* statt. *Wahrscheinlich* sind diese aber auch bei allen *Wachstumsvorgängen* bei *Pflanzen* und *Tieren* beteiligt.

3. Ihre Entstehung findet aus *anorganischen* und *organischen*

Stoffen unter den erforderlichen *physikalischen* und *chemischen* Bedingungen statt, ohne daß diese *Entstehung an vorher existierende Keime und die Übertragung* von solchen oder von *lebenden Bakterien* von außen geknüpft wäre.

Welch' ein außerordentliches, welch' ein unendliches Feld für weitere Forschungen! Welch eine Perspektive in Bezug auf genauere Erkenntniß alles *Werdens* und *Vergehens* in der *organischen* Welt, eine Wissenschaft der *Entdeckungen* und *Überraschungen*, aber auch voll von *Unsicherheit* und *Fehlerquellen*, eine „Wissenschaft" deren Fortschritte besonders an die Verbesserung menschlicher *Forschungsweisen* und der diesen dienenden *Instrumente*, vor allem des *Mikroskops*, geknüpft sind!

---

4. Capitel.

Die Bakteriologie als Pseudo-(fälschliche) Wissenschaft.

Es ist eine alte, immer wiederkehrende Erscheinung, daß sobald eine neue Wissenschaft das Licht der Welt erblickt, findige Köpfe aus ihr sofort einen praktischen Nutzen zu ziehen, dabei aber fast immer die staunende Welt durch den Glanz der Neuheit und die Kühnheit ihrer Theorien zu blenden versuchen.

Kaum hatten die großen deutschen Astronomen *Kepler* und *Koepernick* (Copernicus) die seit den arabischen Forschern im Dunkel des Mittelalters schlummernde *Astronomie* zu neuem Leben erweckt, als auch die *Astrologen* (Sterndeuter) ihre, das Schicksal vorauserkennende Weisheit in der Kunst, die in den Sternen geschriebene Zukunft von Staaten und Völkern, wie von einzelnen hervorragenden Menschen, zu lesen, den staunenden Fürsten und Großen wieder anboten.

Heute lachen wir über diese *Sterndeuterei*, die einst durch ihren Einfluß auf Fürsten, Staatsmänner und Feldherrn die Geschicke von Völkern und Staaten beeinflußte.

Ähnlich entstieg die *Alchymie* kühn den ersten Anfängen der *Chemie*, und sonst einsichtige Fürsten opferten dieser *Goldmacherkunst* große Summen, die alle in Rauch aufgingen, wenn sie auch mittelbar zur Förderung der Chemie beigetragen haben.

In der Tat, die Erinnerungen an *Astrologie* und *Alchymie* müssen jedem Gebildeten aufsteigen, wenn er die *Entdeckungen* und *Versprechungen* der *Koch'schen Bakteriologie* bez. seiner *Schule* — denn diese ist es, welche sich im Gegensatze zu den hervorragendsten Forschern aller Länder als die Vertreterin der allein wahren Lehren hinzustellen und die Alleinherrschaft in Wissenschaft und Praxis an sich zu reißen sucht — und ihre kurze Geschichte, eine wahre „*Komödie der Irrungen*", überschaut.

Freilich war *Robert Koch* nicht der *erste*, der Bakterien im menschlichen Organismus fand, aber doch der erste, der den kühnen Schritt tat, sie als „*ursächliche Erreger*" der *Krankheitsprozesse*, bei denen sie sich vorfanden, zu proklamieren. Seine Entdeckung des

Cholerabazillus, mit dem wir uns schon im I. Abschnitt, Cap. 2 vorläufig beschäftigen mußten, eröffnete den Reigen und, da er dem Entdecker oder vielmehr *Erfinder* eine Nationalbelohnung von 100000 M. eintrug, so lud er zum Mit-Erfinden außerordentlich zugkräftig ein.

So folgten sich dann ähnliche Entdeckungen bez. Erfindungen in rapidester Eile, obgleich bei *allen* gerade so, wie beim *Cholerabazillus*, unmittelbar nach ihrer Erfindung ihre *Rolle* als „*Erreger*" dem gründlichsten Fiasko verfiel.

Schon 1881 hatte Koch den „*Tuberkelbazillus*" im Auswurfe von Schwindsüchtigen durch Färbeversuche festgestellt und als „*Erreger*" der *Tuberkulose*, der Schwindsucht, erklärt. Hatte er es bezüglich des „Choleraerregers" auch seinem spanischen Kollegen, Dr. Ferran überlassen, ein für diesen „Erreger" angeblich tödliches Impfgift zu erfinden (welches sich bei seiner Aufgabe, vor ihm zu *schützen* und von ihm zu *heilen*, so ausgezeichnet bewährte, daß die so Geschützten oder Geheilten weit sicherer dem *Tode* verfielen, als der unschuldige und hinfällige Bazillus selber), so beschloß Koch doch die Ausnützung seiner Entdeckung des „*Erregers*" der *Tuberkulose* selbst in die Hand zu nehmen, in dem er sein, nunmehr schon in 5 Arten vorliegendes „*Tuberkulin*" erfand.

Die Folge war bekanntlich zunächst das furchtbare *Drama* der *Schwindsuchtsheilung* in Berlin (1890—91), dessen Fiasko viele Tausende von Kranken in Berlin, Deutschland und andern gläubigen Ländern Europas dahin raffte. In den Hospitälern und Schwindsuchtsheilanstalten wurden diese armen Kranken vielfach geopfert, ja *mußten* geopfert werden auf ihr eigenes Verlangen! Denn so blind war die neue Heilweise, daß in einzelnen Anstalten förmliche Aufstände erfolgten, als einsichtige Anstaltsleiter sich weigerten, mit dem „weltberühmten Heilmittel" vorzugehen.

In den Gefängnissen wurden Schwindsuchtsverdächtige mit Tuberkulin geimpft und auch im deutschen Heere erfolgten Impfversuche. Alle machten das größte Fiasko, in manchen Fällen brach unmittelbar nach der Impfung *Miliartuberkulose* (galoppierende Schwindsucht) bei den Geimpften aus, und die Kranken gingen rapide zu Grunde.

Dann fand Prof. Loeffler seinen „*Diphtheriebazillus*", auf dessen glorreiche Wirkung als Diphtherie-*Erreger* Behring sein „*Diphtherie-Serum*" gründete, mit dem wir uns später noch etwas näher beschäftigen müssen.

Ihm folgte der Schüler Koch's *Gaffky* mit Entdeckung des „Typhusbazillus" als „Erreger" des Typhus, enthielt sich aber löblicher Weise der Erfindung eines „Typhusserums" oder „Typhoins".*) Man fand oder erfand dann den „Tetanus-(Starrkrampf-)Bazillus",

*) Dieses herrliche Heilmittel scheint inzwischen, wie wir weiter unten noch sehen werden, von den *Russen* erfunden zu sein und im Verein mit einem gleichen gegen die *rote Ruhr* gerichteten Impfmittel schon im russisch-japanischen Kriege flotte Anwendung zu finden, ist aber inzwischen auch in die deutsche Armee übergegangen.

den Influenzabazillus", den „Bazillus der Lungenentzündung" (der übrigens mit dem Gaffky'schen „Typhusbazillus" *identisch* sein soll) u. s. w. Es schien fast so, als ob, wenn nicht *alle* Krankheiten, so doch mindestens diejenigen, welche als Epidemieen bei vielen Personen zugleich oder in rascher Aufeinanderfolge aufzutreten pflegen, und die wesentlich aus diesem Grunde in den bösen Geruch gerieten, sog. „Infektions"-(Ansteckungs-)Krankheiten" zu sein, sich auf „spezifische Bazillen" als ihre „Erreger" zurückführen lassen würden.

Auf die vielen Widersprüche, welche die Tatsachen diesen Theorieen entgegenstellten, und an denen sie so vollständig scheiterten, wie das alle, welche mit den längst bekannten und zweifellosen Ursachen dieser Krankheiten vertraut waren, von Hause aus erwarten mußten, muß ich im Folgenden noch zurückkommen.

Hier galt es zunächst, die übergroße Dreistigkeit dieser Theorieen, die zugleich ihre größte Schwäche darstellt, ganz kurz durch einen Vergleich mit den, von den Botanikern so sorgfältig festgestellten Grundlagen der wirklichen „Wissenschaft" der Bakteriologie klarzulegen. Da ergiebt sich dann als Resultat:

1. Während die Botaniker die *spontane* (Selbst-)Entstehung *aller* Bakterien unter bestimmten physikalischen und chemischen Verhältnissen ebenso, wie ihre *leichte Umformung* in einander zweifellos festgestellt haben, behauptet die Koch'sche Schule deren *originäre Schöpfung* bez. *Existenz* seit *unerdenklichen* Zeiten und ihre *unabänderliche Fortpflanzung in gleicher Art und Funktion* bis in's *Unendliche!*

Das letztere wurde freilich schleunigst durch die Tatsache ad absurdum geführt, daß es Koch selbst trotz aller, auf *Nährboden* und *Reinheit der Züchtung* verwendeten, Sorgfalt *nicht gelang*, seinen „Cholerabazillus" über die 111. Generation hinaus fortzuzüchten, ja daß diese 111. Generation selbst schon *morphologisch*, wie in ihrer *Reaktion* auf Versuchstiere sich wesentlich von der ersten unterschied.

Bei den Züchtungsversuchen mit anderen Bazillen hat man es aber nie wieder so weit gebracht. Die meisten veränderten *Gestalt* und *Wirkung schon in wenigen Generationen.* Der „Diphtheriebazillus" verliert nach dem eignen Geständniß seines Erfinders seine „pathogene" (krankmachende) Eigenschaft schon in der *dritten* Generation. Daß er überhaupt eine solche *von Hause aus nicht besitzt*, werden wir noch sehen.

Daß Koch den Zeitpunkt und die Art der Schöpfung bezw. *ersten* Entstehung seiner sog. „pathogenen" Bazillen ebenso wenig anzugeben weiß, als die Art, wie sie sich erhalten und bis zu ihrem ersten sündhaften Auftreten gegen die Menschheit *heimlich fortgepflanzt* haben, ist ebenso charakteristisch für diesen großen Erfinder, wie für die Schaar seiner Gläubigen.

2. Jeder dieser „pathogenen" Bazillen sollte nun einen ganz bestimmten *spezifischen Krankheitsprozeß* bei geeigneter Übertragung auf ein bis dahin gesundes Individuum *allemal* hervorrufen und ebenso sollte auch bei dergl. Krankheitsprocessen *allemal* der *gleiche Bazillus* der *„Erreger"* sein, der seinerseits jede andere *Ursache* der betr. Krankheit ausschlösse.

Auch diese Behauptungen haben sich den Tatsachen gegenüber als ebenso viele *Täuschungen* erwiesen.

Indem Koch und seine Schule keinen Augenblick zögerten, alles was die *Botaniker so unzweifelhaft festgestellt*, ihrerseits geradezu *umzustoßen und auf den Kopf zu stellen, verwickelten sie sich in die unlösbarsten Widersprüche* und stellten sich *ganz unmögliche Probleme.*

---

5. Capitel.

Koch's bakteriologische Theorieen und die Tatsachen.

R. Koch ist der Begründer einer ganz neuen *bakteriologischen Theorie*, die aber auf sehr hinfälligen Grundlagen ruht.

In seinem ersten Bericht vom 17. September 1883 aus Alexandria stellt er die *Alternative* auf: „daß der von ihm so zahlreich in der Darmschleimhaut und dem Kot von Choleraleichen gefundene Bazillus *entweder* die *Ursache* der Cholera sei, *oder*, daß der *Choleraprozeß derartige Zerstörungen in der Darmschleimhaut hervorrufe*, daß unter den vielen im Darm *beständig schmarotzenden Bakterien* einer bestimmten Bazillenart das *Eindringen in die Darmschleimhäute* ermöglicht werde".

Den *Beweis* für die erstere Ansicht macht er davon *abhängig*, daß es gelinge „durch Infektionsversuche an Tieren die Krankheit zu reproduzieren", setzt sich aber über diese seine eigene Forderung schon in seinem 5. Berichte aus Kalkutta (2. Februar 1884) völlig hinweg. Er gesteht, daß es ihm *nicht gelungen sei*, mit diesen Bakterien eine, der *Cholera auch nur analoge* Krankheit in den Tieren künstlich zu erzeugen, findet es sogar *unwahrscheinlich*, daß dieses *jemals gelingen werde*, „weil allem Anschein nach Tiere für *Cholera-affektion unempfänglich* sind". *Dennoch* spricht er sich nun dafür aus, daß der Bazillus die *Ursache* dər Krankheit sei, weil „sein *erstes* Auftreten mit dem Beginn der Krankheit zusammenfalle, er an Zahl dem Ansteigen des Krankheitsprozesses entsprechend zunehme und mit dem Ablauf der Krankheit wieder verschwinde".

Die *logische* Folgerung, daß *eben deshalb* dieser Bazillus *im Darme* des Cholerakranken *entstehe*, aller Wahrscheinlichkeit nach durch *Umformung* aus andern, dort *ständig wohnenden* und mit der *Zunahme* jenes auch ihrerseits *ständig abnehmenden* Bazillen, entgeht dem großen Forscher gänzlich.

Die Untersuchungen Bienstock's (1883) hatten doch schon ergeben, daß verschiedene Gruppen von Bakterien ständig im menschlichen *Darm* vorkommen, *keineswegs* aber als *Schmarotzer*, sondern mit *bestimmten Funktionen* für die Verdauung von Eiweißstoffen und Kohlehydraten. Nun liegt doch der Schluß sehr nahe, daß bei einer so starken Darmaffektion, wie sie die Cholera darstellt, diese **Bakterien ebenfalls erkranken** und *andere Formen* annehmen, daß also der sog. *Kommabazillus* in diesem Sinne ein **Erzeugniß** des **Krankheitsprozesses** ist.

Das haben denn auch alle weitern Forschungen bis heute bestätigt und klipp und klar ergeben, daß dieser *Cholera*- oder *Kommabazillus* nur ein durch den Krankheitsprozeß etwas veränderter *gemeiner Darmbazillus*, eine krankhafte Form des *bacterium coli commune* ist der mit seiner Zunahme letztern scheinbar immer mehr verdrängt, während dieser im selben Maße wieder zunimmt, in welchem der Kommabazill mit zunehmender Gesundung verschwindet.

Die weitere Behauptung Koch's in seinem 5. Briefe, daß selbst bei Darmaffektionen, wie *Dysenterie* und *Darmkatarrh*, zu welchen die *Cholera besonders häufig hinzutrete*" (richtiger: welche sich häufig zur *Cholera* auswachsen, Sp.) dieser Bazillus *fehle*, hat sich als durchaus *irrig* herausgestellt. Der Bazillus hat sich nicht nur im Kot *solcher* Kranken, sondern sogar im Kot ganz *Gesunder* vorgefunden — weßhalb sollte denn auch nicht ein *einzelnes* bacterium coli commune erkranken können? — während er umgekehrt im Darm und Kote von, unter allen klinischen Anzeichen **asiatischer Cholera, Gestorbenen gänzlich fehlte.** So bei den 5 in *Tod* ausgegangenen Fällen aus dem Rummelsburger Corrigendenhause, die Medizinalrath Dr. Guttmann, ein Schüler Koch's, behandelte. Die Annahme ist doch sehr naheliegend, daß in solchen „perniciösen" Fällen auch der *Bazillus* schon **vor** dem *Kranken* zu Grunde geht.

Nun hat freilich Koch auch die äußerste Consequenz seiner Theorie nicht gescheut. Nach ihm haben z. B. *ganz gesunde* Leute, wenn sich in ihrem Kot der Kommabazill vorfindet, die *Cholera*, und unter allen Anzeichen *asiatischer* Cholera *Gestorbene* sind, wenn sich der charakteristische Bazillus *nicht* bei ihnen vorfindet, *nicht* an *Cholera*, sondern an einem *bösen Darmkatarrh* — die *Cholera* ist doch auch nichts anderes — *gestorben.*

Aus der weitern Beobachtung, daß sich in Indien häufig kleine *Choleraepidemieen* um einen sog. Tank (Teich) gruppieren, aus welchem die Einwohner trinken und kochen, obgleich ihre primitiven Aborte auch ihre Abgänge diesen Tanks unmittelbar zuführen, wußte Koch wiederum nur den Schluß zu ziehen, daß der Genuß des, in *diesem Wasser wahrscheinlich vorhandenen*, Cholerabazillus die Krankheit „*verursache*". Nun hatte aber die Koch'sche Kommission in zahlreichen Proben von *Tank-*, *Spül-* und *Flußwasser keine Kommabazillen zu entdecken vermocht.*

Später aber fand sie deren in einem Tank an einer Stelle, wo die, von einem *Cholerafall* herrührende, Wäsche frisch gereinigt war. Ebenso gut hätte sie freilich die Bazillen frisch *aus dieser Wäsche* entnehmen können.

Wo kam aber dieser *erste* Cholerafall her? höchst wahrscheinlich auch von „schlechtem, wenn auch von *Cholerabazillen noch freiem* Trinkwasser". Auf dessen Bedeutung hatte schon *Pettenkofer* 1859 und in einer besondern Schrift 1869 hingewiesen, und die Beobachtungen von *A. Hirsch*, Geh. Medizinalrat und Mitglied des Reichsgesundheitsamtes, in *Culmsee* und Elbing (*1873*) hatten sie bestätigt.

Auch die Entstehung der Hamburger Choleraepidemie 1892 wird mit Recht vom „*verunreinigten*" Trinkwasser hergeleitet, aber der *Koch'sche* Cholerabazillus wurde in diesem *nicht* gefunden. *Gefunden* wurde er dagegen in zahlreichen Gewässern *Ungarns* und *Frankreichs, ohne, daß sich Cholerafälle an ihn knüpften.* Seine *Identität* mit dem Koch'schen sowohl *morphologisch*, als in Beziehung auf alle *Reaktionen* (Färbeversuche u. s. w.) hat dann die *Wiener Schule* siegreich behauptet: nur; „*verursachte* er **keine Cholera!**"

Doch weder dieses, noch der Hinweis auf die alten (oben Abschnitt I, Capitel 2 erwähnten) Versuche von Prof. *Phoebus* (Gießen) noch auf dessen Nachahmer vermochten den in offizieller Anerkennung so fest wurzelnden Koch an seiner Theorie irre zu machen. Heldenhaft behauptete er dieselbe sogar gegenüber jener Probe des englischen Generalarztes *Cunningham*, der seine Kommabazill-Kulturen literweise trank, und gegenüber dem ebenfalls schon erwähnten Experiment der Professoren v. Pettenkofer und Emmerich.

Die Behauptung der „Briefe eines Arztes" aber, daß man R. Koch die Einsicht verdanke, wie sehr „die Versorgung mit gutem Trinkwasser und die tadellose Abfuhr der Fäkalien", geeignet sei, den Gesundheitszustand der betr. Städte zu heben, muß entschieden zurückgewiesen werden. In dieser Beziehung sind nicht nur die Verdienste *v. Pettenkofer's, Hirsch's, Niemeyer's, Oidtmann's* und Anderer *viel älter*, sondern die *Koch'sche Bakteriologie* hat auch das durchaus *negative* Verdienst, alle spätern Untersuchungen mehr auf die *Bazillen*, als auf *weit schädlichere* anderweite *Verunreinigungen* des Trinkwassers gelenkt zu haben.

Ich habe mich mit diesem angeblichen *Cholerabazillus* hier noch einmal etwas eingehender beschäftigen müssen, weil er gleichsam die Avantgarde der ganzen teuflichen Bazillengesellschaft gebildet hat, der er den Eingang in die *Einbildungskraft unserer Mitbürger* und leider auch in die der *Verwaltung von Staat und Städten eröffnete.*

Im Folgenden kann ich mich um so kürzer fassen, als seitdem die schon im *Vorwort* erwähnte vorzügliche Schrift von *Dr. med. I. Schneider* „*Die Bakterienfurcht*" (Leipzig 1901 bei R. Roßberg, Preis 1,50 M.) sich das große Verdienst erworben hat, in ebenso wissenschaftlicher, wie gemeinverständlicher Weise die große Zahl der, der *Pathogenität* beschuldigten, Bazillen kritisch gründlich zu untersuchen, wobei sich ihre *Unschuld* glänzend herausstellte. Indem ich auf diese ausgezeichnete Schrift im Übrigen verweise, kann ich mich hier auf Besichtigung einiger, als Hauptteufel verschrieener, Bazillen beschränken.

Da soll der *Tuberkelbazill* nach Koch die *Ursache* der *Schwindsucht* sein, die man bisher in Vererbung, elenden Lebensverhälthältnissen, in mit Staub und Auswurfstoffen verunreinigter Luft, vorausgegangenen Lungenerkrankungen u. s. w. sah.

Das *Tierexperiment* schien sich allerdings dem „*Tuberkelbazillus*" günstiger zu erweisen, als dem „*Cholerabazill*". In seiner natürlichen Unreinheit verimpft, erzeugte er bei empfänglichen Versuchstieren in der Tat *Tuberkulose.*

Doch wo blieb die *Koch'sche Theorie*, als dann die hervorragendsten Bakteriologen aller Länder nachwiesen, daß *alle Verimpfungen* von Auswurfstoffen *Tuberkulöser*, auch dann, wenn man sie von *Tuberkelbazillen sorgfältig gereinigt* hatte, *dennoch Tuberkulose erzeugten?* So zeigten die Versuche von Malassez, Vignal, Pfeifer, Manfredi und Anderen, daß zahlreiche von dem Koch'schen Tuberkelbazillus durchaus *abweichende* Bazillen, in *Fleischbrühe kultiviert*, zur *Übertragung von Tuberkulose* auf geeignete Versuchstiere sich *wirksam* erwiesen.

Endlich ergaben Versuche von Solles, Csoka, Hersberger und

Ernst übereinstimmend, daß durch Übertragung von, aus *tuberkulösen Tieren* stammenden, *Flüssigkeiten* Versuchstiere auch *dann* mit *Tuberkulose* infiziert werden, wenn in jenen Flüssigkeiten *kein einziger Bazillus* enthalten war. Damit dürfte der zusammenschließende Beweis erbracht sein, daß es *nicht der Tuberkelbazillus*, sondern überhaupt die, *tuberkulösen Organen entstammenden* Stoffe sind, welche Tuberkulose *übertragen können*. Ja, man erzeugte *Tuberkulose* durch Verimpfung von Spinnweben, Käsepartikelchen u. s. w., *kurz man zeigte, wie leicht Tuberkulose durch direkte Verunreinigungen des Blutes zu erzeugen ist.*

Das sollten sich doch die Anhänger der Impfungen überhaupt merken!

Andrerseits fand sich der *Tuberkelbazill* auch im Mundschleim *ganz gesunder* Personen vor, *ohne bei ihnen Tuberkulose zu erzeugen.*

Alle Versuche, durch seine *Vernichtung* die Kranken zu heilen, scheiterten daran, daß die gegen ihn gerichteten Mittel die Kranken *sicherer tödteten*, als den *Bazillus*. Dagegen *verschwand* er bei **Heilung der Krankheit mittelst hygieinischer Maßnahmen ganz von selbst.**

Das Koch'sche Schwindsuchtsheilmittel „*Tuberkulin*" erwies sich geradezu *verderblich*, indem es *neue Tuberkelheerde in den Lungen erzeugte*, wie Virchow 1891 an 89 Leichen nachwies. Das ungeheure Fiasko der Koch'schen Schwindsuchtsheilung ist weltbekannt.

Wie sich die Tuberkuline I—V — soweit sind wir glücklich gelangt — auch zur *Diagnose* der *Tuberkulose* — das *einzige* Verdienst, das ihnen ihr Erfinder Zeitungsnachrichten zufolge auch heute noch zuschreiben möchte — gänzlich unfähig erwiesen, werden wir in Cap. 6 noch sehen.

Hier kann ich die Akten des „Tuberkelbazillus" mit den Worten Dr. med. *I. Schneider's* (S. 92 seiner „*Bakterienfurcht*") schließen, welche lauten: „Bei der weiten Verbreitung des Tuberkelbazillus muß es als ein Wunder erscheinen, *daß nicht schon die ganze Menschheit an Schwindsucht gestorben ist.* Es giebt wohl kaum einen Gegenstand, an dem die Bakteriologen nicht schon den Tuberkelbazillus gefunden hätten: auf Papiergeld, auf alten Briefmarken, in der Butter, in der Mundhöhle *völlig gesunder Personen* u. s. w. Daher verpönen *die Bakteriologen auch das Küssen.*" Gönnen wir ihnen diese Pönitenz! Aus dem Gesagten erhellt zur Genüge, wie thöricht und verkehrt die Annahme ist, daß der Tuberkelbazillus" der „*Erreger*" der tuberkulösen Erkrankungen sei.

Das Alles aber, sammt der *öffentlichen* Anerkennung des *Reichsgesundheitsamtes*, daß es sich *niemals* um *Vernichtung* des überall verbreiteten Tuberkelbazillus handeln könne, sondern nur um *Stärkung* des menschlichen Organismus (vielleicht durch die **Impfung?** Sp.) in seiner Widerstandsfähigkeit, hindert den Professor *Gaffky*, den neuen Nachfolger Koch's, nicht, mit Vorschlägen hervorzutreten, die das *ganze Land mit Untersuchungsstationen auf Tuberkelbazillen*, und *Desinfektionsstationen für Alles, was mit Tuberkulösen in Berührung gekommen ist, versehen wollen!!!*

Vielleicht lag in diesen Vorschlägen sein *Befähigungsnachweis* als *Nachfolger Koch's* im *Reichsgesundheitsamt?*

Der *Diphtheriebazillus* (schon in Abschnitt 1, Cap. 2 erwähnt) hat *Behring* zur Erfindung seines, aus dem Blute künstlich diphtheriekrank gemachter Pferde gewonnenen, *Diphtherieserums* veranlaßt, welches er als *Heil-* und *Immunisierungs-Mittel* für *Diphtheritis* ausgiebt.

Während Löffler für seinen Bazillus sehr bald dessen *gänzliche Unschädlichkeit* schon in der dritten Generation zugeben mußte, fand man später ihn auch im Mundschleim ganz *gesunder* Personen. Freilich erklärte Löffler diesen für einen *Pseudo*-Diphtheriebazillus, konnte aber keine Unterschiede von seinen *ächten* Bruder nachweisen. Dr. *Schneider* (a. a. O. S. 75) sagt: „das Gift soll doch erst von den Bazillen im Verlaufe der Krankheit produziert werden, nun ist aber die *Krankheit* **eher** da, als die *Bazillen*“ und schließt, *„daß seine Unschädlichkeit ganz außer Frage steht“*.

Wenn nun Behring seinem gegen diesen unschädlichen Bazillus gerichteten Serum den Erfolg zuschreibt, daß es die Sterblichkeit bei Diphtheritis von 50% auf 26% reduziert habe, so ist das nur ein statistisches Kunststück und weiter nichts. Behring empfiehlt das Einspritzen seines Serums gleich bei *Beginn* der Krankheit, also *bevor Diphtheritis mit Sicherheit festzustellen ist.*

Wie es sich bei festgestellten schweren Diphteriefällen mit dem Serum verhält, zeigt die bereits im ersten Abschnitt Cap. 1 am Schlusse mitgeteilte Statistik von Dr. Ranke (München), dem von 8 solchen Kranken 7 starben und die weitere Statistik des dem Serum freundlich gegenüberstehenden Reichsgesundheitsamtes für das I. Quartal 1895: es starben von 2228 mit Serum behandelten *angeblich Diphtheriekranken 386 oder 17,3%*, verblieben in Behandlung 37 = 1,7% und genasen 1805 oder 81%.

Das Reichsgesundheitsamt ist aber so vorsichtig, diese sämmtlichen Fälle noch in *leichte*, *mittelschwere* und *schwere* zu trennen, was für Beurteilung der Serumwirkung von Wichtigkeit ist.

1. Von 749 leichten Fällen genasen 743 oder 99,2%, es starben 6 oder 0,8%.

Charakterisiert nach ihren Krankheitserscheinungen werden diese *leichten* Fälle vom Reichsgesundheitsamte *nicht.*

2. Von 336 *mittelschweren* Fällen — solche mit „*starken lokalen* Erkrankungen“ — genasen 322 oder 95,8%, es starben 14 oder 4,2%.

3. Von den verbleibenden 1076 als schweren, mit „*starken Allgemeinerscheinungen* einhergehenden“ Fällen genasen aber nur 722 oder 67,10%, so daß die Sterblichkeitsziffer *32,9%* erreicht d. h. die in *medizinischen Spitälern* noch bei der früher üblichen furchtbaren *Ätz*behandlung ziemlich den Durchschnitt der *Sterblichkeit* darstellenden Zahl von **33**%.

Erwägt man, daß die als *leicht* ohne weitere Charakterisierung bezeichneten Erkrankungen aller Wahrscheinlichkeit nach lediglich leichte Halsentzündungen waren, die früher überhaupt nicht als „*Diphtheritis*“ betrachtet worden wären und erst jetzt im Vertrauen auf das durch colossale Reklame so gerühmte neue Heilmittel „*Serum*“ der Hospitalbehandlung zugeführt wurden, daß auch die durch „*starke lokale*“ Erkrankungen charakterisierten mittelschweren Fälle keinerlei Garantie bieten, *wirkliche Diphtheriefälle* gewesen zu sein, so sieht man, was es mit der *Statistik* in dieser Hinsicht für eine Bewandtniß hat.

Sie wird am besten durch das Wort *Lord Palmerston's* charakterisiert, der einst im englischen Parlament äußerte: „Wir haben die *Notlüge*, wir haben die *gemeine Lüge* und dann noch die *Statistik*." Die *medizinische* Statistik ist aber allen andern Statistiken überlegen: sie fängt mit der *wächsernen Nase der Diagnose* (s. oben Prof. *Schweninger's* Äußerung über die „*Diagnose*") an und hört mit den *Todesfällen* noch nicht einmal auf, denn selbst die „*Geheilten*" **sterben oft noch nachträglich** an **Nierenentzündung, Herzlähmung** u. s. w. aber — von der **Diphtheritis bleiben sie „geheilt"**.

Nun noch die weitere Mitteilung des Reichsgesundheitsamtes, daß von *234* an Diphtherie erkrankten *Kindern unter 2 Jahren* — von einer Scheidung der Fälle in leichte, mittelschwere und schwere ist hier nicht die Rede — nicht weniger, als *111 starben*, also *47,4*% eine Ziffer, die die obige Sterblichkeitsziffer von *32,9*% für die „*schweren* Fälle im Allg." noch um 14,5% überragt. Da wird jeder Denkende überzeugt sein müssen, daß die *Serumbehandlung* höchstens noch den Erfolg haben kann, die *nachträglichen Todesfälle*, die sich, meiner Erfahrung nach noch auf *Jahre* hinaus erstrecken, zu *vermehren*!

Diese ganze Statistik stellt nur eine *Verdunkelung* des *Punktes*, um *den* es sich eigentlich handelt, nämlich der **Heilwirkung** des **Serums**, dar. Ich muß mich hier begnügen, ein ganz *unscheinbares*, aber doch sehr schwerwiegendes Wörtchen aus der Darlegung des Reichsgesundheitsamtes anzuführen und zu glossieren:

Da heißt es: „*Die Sterblichkeitsziffer der bakteriologisch untersuchten Fälle ist eine ganz ähnliche, wie die sämmtlicher Fälle.*"

Gar dunkel ist der Rede Sinn! Sollte irgend Jemand geglaubt haben, *die bakteriologische Untersuchung selbst könne an der Sterblichkeit irgend etwas ändern?* Oder sollte gesagt werden, daß die *bakteriologisch* untersuchten und durch diese Untersuchung als mit dem „*Löffler'schen Diphtheriebazillus*" versehen befundenen Fälle *keine größere Sterblichkeit* ergeben hätten, als die von diesem Bazillus *frei* befundenen Fälle? Das wäre freilich interessant, da es selbst den Bazillenverehrern beweisen müßte, daß *entweder* der **Löffler'sche Diphtheriebazillus für das Wesen der Diphtherie oder die Schwere der Fälle gar nicht in Betracht kommt oder, daß die sog. Heilwirkung des Serums zu seiner Feindseeligkeit gegen den Löffler'schen Bazillus in gar keiner Beziehung steht.**

In der Tat sind in der hier betrachteten Statistik auch keine solchen *Todesfälle* ausgeschieden, welche, weil sich *kein Diphtheriebazillus* vorfand, „*auch nicht günstig durch das Serum beeinflußt werden konnten!*" Man hat offenbar gefunden, daß die *Serumstatistik* besser fuhr, wenn man diese *Todesfälle ohne Bazillus* mit in den Kauf nahm, dafür aber auch die gewiß *zehnmal zahlreicheren Genesungsfälle* **ohne Bazillus** d. h. ohne **irgend einen Grund für Anwendung der Serumtherapie gemäß ihrer Theorie.** Genug! Ich habe mich hier mit dieser „*Serumtherapie*" etwas eingehender beschäftigen müssen, weil, wie wir noch sehen werden, soeben zur *Ausbeutung* derselben ein *großes Geschäft in Marburg* gegründet worden ist

Kürzer kann ich mich mit dem Gaffky'schen *Typhusbazillus* fassen, der sich bei der Gelsenkirchener Typhusepidemie ebenso kostspieliger, wie *vergeblicher* Findungsversuche im Trink- und Flußwasser erfreute. Er führt ein so verschämtes Dasein, daß er nach den eigenen Angaben des Entdeckers oft in hunderten von Milzschnitten nur in wenigen Exemplaren zu finden ist.

Bei den jetzt in Südwestafrika unsere Truppen in so auffallen-Weise dezimierenden *Typhusfällen* scheint man ihm selbst offiziell keine Rolle mehr zuzuteilen, sondern macht „*Klima und Strapazen*" für dieselben verantwortlich, was freilich für den Anteil, welchen die *medizinische Behandlung* an den *Todesfällen* hat, wenig aufklärend wirkt.

Daß dieselbe aber nicht unbeteiligt sein kann, beweist die bekannte Tatsache, daß die *Brandt*'sche Behandlung des *Typhus* mit mildkühlen Bädern — so oft die Temperatur des Kranken auf 38,5° C. oder höher steigt, wird ein kurzes Bad von 18—20° R. gegeben — im Bereiche des 2. Armeekorps (Stettin) in einer Reihe von Jahren bei 70—80 Erkrankungsfällen jährlich **keinen** *Todesfall* ergab! Der *Typhusbazillus* war freilich damals noch nicht *erfunden!*

Viel mehr Unheil hat schon der *Pestbazillus* angerichtet. Er hat zu einem „*Pestserum*" als Heilmittel geführt, dem in Indien an Tausende armer Kranken zum Opfer fielen.

Nach solchen Erfahrungen sagten die Engländer einfach: „hands off" und führten die *Pest* wieder, wie ehemals, auf Verseuchung des Bodens durch menschliche Excremente zurück.

Dagegen führte die auf dem europäischen Gebiete noch immer herrschende Entdeckungsgier in „Bazillen-Angelegenheiten" zu einigen Aufsehen erregenden Todesfällen. So experimentierte jüngst in Wien, dann in Berlin je ein junger Arzt mit „*Peststoffen*". Beide zogen sich „*Blutvergiftungen*" zu und *starben* — an *Pest?* Gott bewahre! wenigstens nicht im klinischen Sinne, sondern an ihrer „*Blutvergiftung*", bei der man allerdings den „Pestbazillus", den übertragenen, auch wiederfand, was wohl ganz natürlich ist. In Wien war man ehrlich genug, den Todesfall auf mancherlei Schmutzereien bei den Versuchen zurückzuführen. In Berlin aber gab der Fall sogar Anlaß, zwei „verdächtige", d. h. mit dem erkrankten Arzt in Berührung gewesene Krankenwärter mit „Pestserum" zu behandeln. Diese armen unwissenden Leute sind, soviel man weiß — Sicheres ist in solchen Fällen schwer zu erkunden — bis jetzt noch nicht gestorben, aber man hat sie, weil an „Rheumatismus" erkrankt, *auf Reisen geschickt!* Seit wann curiert man denn „Rheumatismus" durch *Reisen?* Hoffentlich sind sie glücklich zurückgekommen?

Ein Paar bei „spezifischen Infektionskrankheiten" gefundene „spezifische Bazillen" muß ich aber noch erwähnen, eben, weil man sie *nicht* als „*Erreger*" der betr. Krankheiten hat ausgeben **können!**

Schon 1873 fand *Obermeier* im Blute von Rückfallfieberkranken den „Bazillus des Rückfallfiebers". Es ist ein eigenartiger, mehrfache korkzieherartige Windungen zeigender Bazillus, der sich *nur* während der Fieberanfälle im Blute der Kranken findet, nach denselben wieder verschwunden ist, sich auch weder hat züchten, noch auf menschenähnliche Affen hat übertragen lassen. Man hat ihn daher mit der Ehre, ein „Krankheitserreger" zu sein, verschonen müssen.

Dagegen giebt er wohl Anlaß zu nachstehenden Erwägungen. Wenn er selbst sich außerhalb des menschlichen Körpers nicht einmal hat erhalten — er geht im besten Conservierungsmittel, leichtsalzigem Blutwasser, in 3—4 Stunden zu Grunde — noch weniger hat züchten oder irgendwo finden lassen, so muß er doch *durch* die Fieberanfälle im menschlichen Blute *erzeugt*, wenigstens in seiner beobachteten Form constituiert sein. Wie, wenn er durch die Hitze und schnelle Blutbewegung während der Fieberanfälle sich aus, bis jetzt noch unserm Mikroskop entgangenen, weil für dasselbe noch zu kleinen, aber unserm Blute *ständig* innewohnenden Bazillen formierte? so etwa, wie man aus ganz kleinen Metallstückchen, die man als Kern größern einfügt, in den Drahtziehereien sehr feine Drähte zieht? Das würde auch sein sofortiges Verschwinden am Ende der Fieberanfälle — durch Zusammenziehung in seine ursprüngliche normale, bis jetzt unsichtbare, Existenz, am besten erklären. Vielleicht erweist sich diese Hypothese in Zukunft stichhaltiger und fruchtbarer, als die hier bekämpfte und hoffentlich immer mehr ad absurdum führende Hypothese der Bazillen als „*Krankheitserreger*".

Und vielleicht verhält es sich ähnlich mit dem „*Masernbazillus*", welcher sich *nicht* am *Anfange*, sondern am *Ende* der Krankheit findet und, wie es scheint, bei Ausscheidung von Krankheitsstoffen beteiligt ist. Man hat ihn sogar als „Entfieberungsbazillus" bezeichnet zum großen Entsetzen der Anhänger Koch'scher Bakteriologie! Man denke: ein Bazillus mit *Heiltendenzen* und *Heilerfolgen!* Finis bacteriologiae Kochii! Von Gott und Rechtswegen hätte ihr dieses Ende allerdings schon das Hiller'sche Experiment bereiten sollen!

Und so bewährt sich immer wieder der großartige Pettenkofer-sche Ausspruch: „**Die Bazillen sind die größten Wohltäter der Menschheit!**" Was aber wäre wohl aus der Gesundheit des deutschen Volkes geworden, wenn man seiner Zeit d. h. als die „*Schwindsuchtsheilung*" durch *Tuberkulin* unseeligen Andenkens grassierte, den Eiferern folgend, eine „*Tuberkulinimpfung*" als „*Schutzimpfung*" für das gesammte Volk angeordnet hätte?

Diesem Verderben sind wir zwar trotz der blinden Gläubigkeit der Regierung an die große Schwindsuchtsheil-Erfindung glücklich entgangen. Aber andre böse Folgen der Koch'schen Theorieen auf volkswirthschaftlichem Gebiete müssen uns doch im folgenden Kapitel noch eingehender beschäftigen.

6. Capitel.

Volkswirtschaftliche Folgen der Koch'schen Theorieen!

Wenn die Wissenschaft die Dinge nicht so sieht, wie sie sind, sondern so, wie sie sich dieselben denkt oder wünscht, so gerät sie immer tiefer in den Sumpf des Irrtums und richtet in Staat und Volk unendlichen Schaden an.

Obenan steht der moralische Schaden, den sie der Wissenschaft selbst, hier der Heilkunde, zufügt. In Wahrheit haben die Koch-schen Theorieen die gesammte Medizin gleichsam in dem bengalischen

Lichte *einer einzigen großartigen Charlatanerie* erscheinen lassen. Was dazu noch besonders beigetragen hat, ist, daß charakteristischer Weise diese Koch'schen Theorieen auch sonstige, mit *Bakterien in keiner Beziehung* stehende *Heil- und Immunisierungsmethoden* unter ihren Schutz nahmen, sobald sich diese nur eines *giftigen tierischen Heil- oder Immunisierungs-Stoffes* bedienten.

So protegiert die Koch'sche Schule noch immer die in ihrem Mutterlande abgewirtschaftete *Jenner'sche Kuhpockenimpfung* ebenso, wie die an traurigen Erfolgen so reiche *Pasteur'sche Hundswuthimpfung*.

Was die erstere betrifft, so habe ich sie in Abschnitt I, Cap. 1 genügend als das gekennzeichnet, was sie ist, ein im höchsten Grade gemeinschädlicher Aberglaube. Die Verbreitung von *Skrophulose* und *Tuberkulose* durch die Impfung ist nicht mehr abzuleugnen. Statt fort und fort neue Heilstätten für Tuberkulöse herzurichten, täte man besser, eine der Hauptursachen derselben an der Quelle abzugraben *durch Abschaffung der Impfung*.

Was die Behauptung betrifft, daß die *Pocken durch* — soll heißen „*seit*" — Einführung der Impfung abgenommen, so ist auch das nicht einmal richtig. Für *Deutschland* hat man diese Abnahme vornehmlich, wenn nicht ausschließlich, dadurch herbeigeführt, daß man alle die *ehemals* unter *Pocken* registrierten milderen derartigen Erkrankungen: die *Wasser-*, *Wind-*, *Glas-* und *Schaaf-Blattern* u. s. w. *aus der Pockenstatistik gänzlich ausmerzte*. Für *Frankreich* aber hat Dr. *Boucher* kürzlich nachgewiesen, daß, während die *Todesfälle an Pocken* von 1800—1850, also *vor* Einführung der gesetzlichen Impfung, allerdings zum Teil *nach* allmählicher, seit 1810 begonnener freiwilliger Einbürgerung derselben 250000 betrugen, sie von 1850—1900 auf 500000 gestiegen, namentlich aber seit Einführung der *obligatorischen* Impfung in *steter Zunahme* begriffen sind.

Die *Pasteur'sche Tollwutimpfung* aber hat Dr. med. *Lutaud*, rédacteur en chef du Journal de médecine de Paris, 1887 in einem ausführlichen Werk: „Monsieur Pasteur et la rage" (438 Seiten) gründlich und eingehend abgetrumpft. Vor allem hat *Lutaud* das unheimliche Lügen- und Reklamesystem Pasteur's gekennzeichnet (was allerdings bei uns seitdem durch andere Heilerfinder noch erheblich übertrumpft wurde) und ebenso auf die ungeheuren Schäden, welche sein System unter den Seidenwürmern Frankreichs, wie seine *Milzbrandimpfungen* unter dem Rindvieh angerichtet, hingewiesen. Bezüglich der *Tollwutimpfung* selbst weist er *Pasteur* 28 im *ersten* Jahre von derselben *verursachte Todesfälle* nach, während bis dahin die Gesammttodesfälle an *Hundswut* in ganz Frankreich nur 30 im Durchschnitt jährlich betrugen. Seitdem sind mehr als 1000 Todesfälle in Folge Pasteur'scher Tollwutimpfungen nachgewiesen worden. Dagegen hatte Dr. *Buisson* von Montpellier schon 1882 auf die souveräne Wirkung des, an sich selbst und an 100 andern, von festgestellt sog. wütenden Hunden Gebissenen, erprobten *Dampfbades* aufmerksam gemacht. Dr. *Buisson* erklärt das *Dampfbad* nicht nur für das beste und sicherste Präservativ nach dem Biß, sondern in 4 bis 5 maliger Wiederholung auch für das **beste Heilmittel nach Ausbruch der Krankheit.**

Andererseits mehren sich auch fortwährend die Fälle, in welchen Gebissene nach *einfacher Wundbehandlung* genesen, während andere von *denselben Hunden* gebissene Personen, die sich auf *Pasteurinstituten* impfen ließen, an *Hundswut* zu Grunde gehen. *Dr. Felice Costa* weist in seinem sehr empfehlenswerten Buche: „*Serum — Wissenschaft — Menschheit*" (s. Vorwort), in welchem das sog. Tierexperiment als eine Fehlerquelle 1. Klasse nachgewiesen und die ganze Serumtherapie einer vernichtenden Kritik unterzogen wird, eine ganze Reihe solcher Fälle nach. Vor einiger Zeit meldete die Dortmunder Zeitung, daß man einen Gebissenen von dort auf städtische Kosten nach Berlin gesendet, wo er auf dem Pasteurinstitut 3 Wochen behandelt und „als geheilt" entlassen worden sei. Kaum nach Dortmund zurückgekehrt, sei er von der *Hundswut* befallen worden und habe in die Zwangsjacke gesteckt werden müssen! „*Zwangsjacke*" statt „*Dampfbad*", das ist die Folge der Pasteurbehandlung.

Die *Pasteurinstitute*, die sich nun schon verschiedene große deutsche Städte zugelegt haben, sind schon an sich eine entschiedene volkswirtschaftliche Schädigung, nicht nur durch die großen Summen, welche sie verschlingen und den gesundheitlichen Schaden, den sie direkt stiften, sondern noch weit mehr durch den furchtbaren *Aberglauben*, den sie verbreiten.

Und nun die *Chirurgie!* Auf ihrem Gebiete war es wieder die Koch'sche Schule, welche sich der „*Antisepsis*" des Engländers *Lister* mit glühendem Eifer annahm und sie schon 1882 zur „*zwangsweisen Einführung*" vorschlug.

Die ganze Theorie dieser Antisepsis war freilich genau ebenso falsch, wie die Logik der Koch'schen Bakteriologie. Sie faßte, statt der Eiter*vergiftungen* und *Verseuchungen* in Folge von *Unreinlichkeit*, die **„gutartige Wundeiterung" selbst, „das energische Heilbestreben der Natur"**, ohne welches z. B. **Ersatz verlorner Substanz geradezu unmöglich ist,** als eine „*zu verhütende Krankheitserscheinung*" auf. Die in Folge dieser Auffassung dagegen in Anwendung gebrachten Ätzmittel: Karbol, Jodoform, Sublimat, Kreolin, Lysol u. s. w. haben Hunderttausende von Opfern gekostet. In einem großen Hospital Würtembergs starben in einem Jahr 34 Operierte allein an den Folgen des verwendeten *Jodoform's*. Und bis heute darf man die meisten Opfer, welche an *Blutvergiftung* zu Grunde gehen, auf die Anwendung *antiseptischer* Mittel zurückführen. Ich habe dagegen viele *Tausende* von Wunden bei *Menschen und Tieren* ausnahmslos bei *einfacher Wasseranwendung — Asepsis* mit Brunnen-, ja selbst mit Flußwasser — unter *schönster Eiterung* heilen sehen, ohne daß jemals *Septikämie* (Wundfäulniß), *Brand* oder *irgend eine Wundkrankheit* eingetreten wäre. Ich habe eine Reihe von *Blutvergiftungen*, deren *mehrere* bei *mir selbst* (eine durch *Rotz*- und zwei durch *Drusen-Eiter*) unter Anwendung von mild-kühlen Bädern, Umschlägen, Sonnen- und Sandbädern, zur vollen Heilung gebracht.

Nachdem nun diese gefährliche *Antisepsis* Tausenden Leben oder Glieder gekostet, nennt man das sehr euphemistisch: „die *antiseptische Methode war nicht ganz ohne Mängel*". Endlich aber mußte sie der *Asepsis* (Behandlung mit destilliertem Wasser) weichen, welcher es der berühmte englische Chirurg Dr. *Lawson Tait* allein zuschreibt, daß ihm die Exstirpation von 2000 Eierstöcken bei Patientinnen gelang, *ohne* daß *ein Todesfall* dabei eintrat. Nun erst erklärte auch die chirurgische Fakultät der Universität Pest, daß sie „*niemals der antiseptischen Methode gehuldigt*", ein Geständniß, das ihr bis dahin die über „die Freiheit der Wissenschaft" herrschende Tyrannei der Schule nicht hatte rathsam erscheinen lassen.

Und nun die Folgen der Erweiterung der oben schon bezüglich der Behandlung der *Diphtheritis* gekennzeichneten *Serum-Therapie* bei andern *bakteriologischen Krankheiten!* Da ist recht belehrend die Serumtherapie des *Starrkrampfs* (Tetanus), die bereits zu einer Reihe von Aufsehen erregenden *Todesfällen* in italienischen Universitätsstädten 1891 und 1892 geführt hat. Man führte sie anfänglich auf Verderbniß des verwendeten „*Tetanin's*" zurück. Inzwischen ist man schon kleinlauter geworden und giebt zu, „*das Mittel habe sich zur Heilung nicht bewährt*", wohl aber als „*Präservativ*" — sicherlich als „Präservativ vor einem Starrkrampf", der niemals in Sicht stand.

Ich habe verschiedene Fälle von *Starrkrampf* nach Verwundungen selbst gesehen: sie verschwanden alle nach aseptischer Behandlung mit lauem Wasser, Kamillentee u. dgl.

Dr. med. J. Schneider's Urteil über die gesammte *Serumtherapie* lautet: „Als *gänzlich verkehrt* muß die *Serumtherapie*, die Behandlung mit dem Blutserum von Tieren, welche an derselben Krankheit erkrankt sind, als die ist, welche man heilen will, bezeichnet werden. Schon die *sehr große Giftigkeit muß Bedenken gegen ihre Anwendung hervorrufen*". (S. 42 a. a. O.)

Zieht man das *volkswirtschaftliche Facit* der Koch'schen Theorieen beim Menschen, so wird man zugeben müssen, daß der an menschlichem Leben und Gesundheit angerichtete Schaden, soweit ein solcher überhaupt in Geld abzuschätzen ist, sich seit 1884 bis heute, also in 20 Jahren, wohl schon nach Milliarden berechnet, daß ferner diese verderblichen Theorieen jedenfalls dafür verantwortlich zu machen sind, daß die Heilkunde nicht allein *keine Fortschritte* in Beseitigung der *Giftheiltheorie* überhaupt gemacht, sondern zahlreiche Erfindungen von *Giftheilsubstanzen thiericher* und *chemischer* Provenienz veranlaßt hat, qualvolle Hinopferung ungezählter Tiere und mit schweren Ausgaben verbundene Erzeugung lediglich schädlicher Substanzen.

Was haben nun die Koch'schen Theorieen bei unsern *wertvollsten Nutztieren* angerichtet? Kaum hatte das *Tuberkulin* in größter Schnelligkeit als Heilmittel beim Menschen abgewirtschaftet, da sollte es *untrügliches diagnostisches Erkennungsmittel der Tuberkulose beim Rindvieh* sein! Ganze Rindviehheerden fielen ihm zum Opfer und es zeigte sich, daß viele Stücke, welche „*reagierten*", nach der Theorie also *tuberkulös* sein sollten, ganz *gesund* waren, während hinwiederum *nicht reagierende* beim Schlachten *durch und durch tuberkulös* befunden wurden. Also auch mit seinem *diagnostischen Werte* war es — **nichts**.

Vielleicht galt es nur, diese neue Niederlage zu decken, wenn Koch auf dem Londoner Tuberkulose-Congreß die **Nichtidentität** der *Tuberkulose* von *Mensch* und *Rindvieh* proklamierte und damit allerdings auch die *Gefährlichkeit* des Tuberkelbazillus in der Kuhmilch für Menschen gänzlich preis gab.

Doch fand er freilich wenig Beifall bei den Herren Collegen und ganz besonders bei denen, die schon die *Formalin*-Erfindung in der Tasche trugen, um darauf, d. h. auf die Befreiung der Kuhmilch vom Tuberkelbacillus, Pläne zur Gründung einer riesigen Industrie aufzubauen.

Interessenpolitik überall: an die Interessen der *Wahrheit* und des *Volkswohls* denken diese *Interessenpolitiker* wohl zuletzt: in dieser Beziehung repräsentieren sie nur das **ungetrübteste Resultat rein materialistischer Weltanschauung**!

Konnte nun der *Widerstreit* zwischen dem Originalerfinder des „*Tuberkelbazills*" und dem *Formalin-Erfinder* wohl die schärfsten Zweifel an der ganzen Koch'schen Bakteriologie, auch bei bisher ehrlich gläubigen Anhängern derselben, erwecken, so standen doch auch schon weitere Interessen neuer Erfinder in Frage, die sich — immer im Glauben an die *allgemeine Gültigkeit* der auf die Koch'sche Bakteriologie gegründeten *Therapie* — schon wieder auf andern Gebieten kühn vorgewagt hatten.

Da hatte der Entdecker des *Rotzbazillus*, Professor *Löffler*, derselbe, der auch den armen ohnmächtigen *Diphtherieerreger* erfand, schon ein Heilmittel für den *Rotz*, das **Malleïn**, erfunden. Als *Heilmittel* freilich stürzte es sich, seinem Ahnherrn, dem *Tuberkulin*, folgend, schleunigst nach ins Grab, suchte dagegen nach berühmten Mustern sich als *Schutz-* und *diagnostisches Mittel* zu halten. Als solches machte es denn in Cöln a. Rhein in den Jahren 1901 und 1902 ein so **riesiges Fiasko**, daß es sich wohl verlohnt, daß wir uns dasselbe etwas näher ansehen.

Unterm 17. März 1902 berichtete man von dort: „Unter dem *Pferdebestande der städtischen Straßenbahnen* ist seit dem Oktober v. J. wiederholt die *Rotzkrankheit* festgestellt worden. Um die Ausdehnung der Seuche zu ermitteln, nahm man eine *Impfung mit Malleïn* vor. Von 105 Stück *reagierten* 14 auf die *Impfung*, die Sektion der getöteten Tiere ergab denn auch bei 11 derselben *Rotzkrankheit*, so daß *nur* (sic!) 3 *Fehlreaktionen* zu verzeichnen waren (d. h. also es fielen *3 ganz gesunde* Tiere diesem Experiment zum Opfer, Sp.). Wegen der *verhältnismäßig sichern* (sic!) Wirkung des Mittels, wurde die *Impfung* dann auf den *gesammten Pferdebestand* ausgedehnt. Ende Januar bzw. Anfang Februar wurden weitere 16 Pferde getötet, welche sämmtlich auf die *Impfung reagiert* hatten; nun aber stellte sich heraus, daß **nur 3 derselben rotzkrank** befunden wurden, also **13 sog. Fehlreaktionen** unter 16. Man führt dies auf die *Minderwertigkeit des neu gelieferten Impfstoffes zurück.* (Daß solche *Gifte* stets „*minderwertig*", richtiger gesagt „*sehr gefährlich*" sind, liegt auf der Hand; das zeigte sich denn auch, wie wir noch sehen werden, denn, anstatt daß die so geimpften und „*nicht reagierenden*", also bis dahin nach der Theorie *rotzfreien* Pferde durch das *präservierende* und *diagnostische* Mittel vor dem *Rotz* geschützt worden wären, wurden sie alle *rotzig* oder *rotzverdächtig* und *verfielen damit* dem *Abdecker!* Sp.) Von dem Gesammtbestand von 896 Pferden sind bisher auf Grund der Impfungen 73 *getötet* worden. (Also mußten über die schon berechneten 30 [14 + 16] hinaus wohl noch 40 wahrscheinlich erst *nachträglich*, d. h. *nachdem sie durch die Impfung rotzig geworden*, reagiert haben. Wieviel *Fehlreaktionen* unter diesen 40 sich noch ergaben, giebt der zurückhaltende Berichterstatter nicht an. Wahrscheinlich ist diese Zahl der *Fehlreaktionen* etwas unverschämt! Sp.) Nun sollen auch die sämmtlichen noch vorhandenen 702 Pferde *getötet* werden." (702 + 40 ergiebt 772. Da ursprünglich 896 Pferde vorhanden waren, scheinen inzwischen noch 124 Pferde entweder dem *Rotz* zum Opfer gefallen oder getötet worden zu sein! Sp.)

Der Schaden der Stadt Cöln wird auf 491400 M. berechnet, doch wird die Hoffnung ausgesprochen, daß der Staat der Stadt mit 300000 M. zu Hilfe kommen werde, also aus dem allgemeinen Säckel der Steuerzahler in diesen teuern Defizitzeiten! Das wird dann auch auf Grund des *Viehseuchengesetzes* wohl geschehen sein, obwohl hier füglich die Frage aufgeworfen werden kann, ob sich die Schadensersatzpflicht des Staates *nur* auf an *Rotz* gefallene oder wegen *Rotzverdacht* getötete Pferde bezieht, oder auch auf *solche*, welche durch *Mallein-Impfungen* erst *rotzig geworden* sind. Von Gott und Rechts wegen sollten diese doch dem *Mallein-Erfinder* auf's Conto gesetzt werden.

So sehen die so hoch gepriesenen *hygieinischen Vorbeugungsmaßregeln* aus, zu welchen die *Entstehungslehre von Krankheiten durch Bakterien* dem Staate Veranlassung gegeben hat.

Damit meine Leser beurteilen können, wie es sich nach den älteren durch tausendfältige Beobachtungen bestätigten Ansichten mit dem *Rotz* verhält, gebe ich nachstehende kurze Notiz nach meinen eignen nunmehr 55jährigen Erfahrungen über den *Rotz*.

Derselbe entsteht aus der sog. *Druse* oder dem *Strengel*, einer Krankheitsreaktion des Lymphdrüsensystems, die sich zunächst durch entzündliche Anschwellung der Kehldrüsen und schleimigen, den Absonderungen der menschlichen Nase beim Schnupfen vergleichbaren, Absonderungen aus der Nase, Nasenfluß, in den höhern Graden noch durch leichtes Fieber kennzeichnet. Die Entstehung der Krankheit wird teils auf Erkältung, teils auf plötzlichen Wechsel in der *Fütterung* namentlich, wenn plötzlich stark stickstoffreiches Futter (Hafer) an die Stelle von leichterem Futter (Wiesengras, Heu und dergl.) tritt, zurückgeführt. So werden z. B. bei Mobilmachungen oft die sog. Augmentationspferde zu 80% von Druse befallen. Diese *Druse* od. *Strengel* vergeht bei Reinlichkeit, täglich mehrfachem Auswaschen der Nase, richtiger Modifizierung des Futters und *tüchtiger Bewegung im Freien* meist in wenigen Tagen spurlos. Wird dagegen dem Nasenausfluß mit *inneren* arzneilichen Mitteln (sog. „Drusenpulver" = kohlensaurem Natron u. s. w.) und dergl. anhaltend entgegengetreten, so entstehen Drüsenverhärtungen und bösartiger (gelbgrüner) Ausfluß. Bei fortgesetzt unzweckmäßigem Verhalten bildet sich dann eine ansteckende, dyskrasische, Blutkrankheit, eben der **Rotz**, aus. Bei zweckmäßigem, naturgemäßem Verfahren gelingt es aber immer, *den Rotz fernzuhalten* und auch die „*bösartige Druse*" in *volle Heilung* überzuführen. Der *Rotz* selbst gilt für *unheilbar*, es finden sich bei ihm auch die von Löffler entdeckten „*Rotzbazillen*" (bacterium mallei), die aber bei der Weiterverbreitung des *Rotzes* gerade so viel und so wenig beteiligt sind, wie dies z. B. von „Tuberkelbazillen" gilt.

Das Alles war in älterer Zeit unbedingt anerkannt. Wie sich die Sache jetzt geändert hat, haben wir oben gesehen. Daß sich der Schaden des Staates an Pferden dabei in's Ungemessene vermehren muß, liegt auf der Hand. Denn das gerühmte *diagnostische* und *Präservativ*-Mittel **erzeugt** und **verbreitet** nicht nur den **Rotz,** sondern **verhindert** auch geradezu eine **vernünftige** und **naturgemäße Pferdepflege.**

Wie weit es aber in Mißachtung aller bisherigen volkswirtschaftlichen Lehren der blinde Versuchseifer, den die Koch'schen Bazillen-Theorieen entzündeten, schon gebracht hat, davon müssen hier doch noch zwei eklatante Beweise angeführt werden.

Bei der *Influenza* der Pferde, der „*Brust- und Rotlaufseuche*", haben sich zwar Bakterien in Masse, aber noch kein solches gefunden, welches man als „*Erreger*" der Krankheit hätte ausgeben können. Aber man hat trotzdem diese Krankheit zu *überimpfen* versucht, man hat sogar große Pferdebestände durch sog. *Durchseuchenlassen* gegen die Krankheit *immunisieren* wollen.

„*Daß Alles hat sich*", wie das *Militär-Wochenblatt* (No. 57—59 von 1903) nunmehr eingesteht, „*in keiner Weise bewährt*", Aber es hat *zahlreiche Opfer* gekostet, ohne daß man den gesuchten „*Krankheitserreger*" erwischt hätte. Jetzt glaubt man an „*einen flüchtigen Ansteckungsstoff*", statt das krankmachende Prinzip einfach *da* zu suchen, wo es leicht zu finden ist: *in der durch gasige Auswurfstoffe der Pferde selbst verpesteten Stallluft.* Da eine gründliche Ventilation der Ställe diese sofort zu verbannen im Stande ist, wodurch ich in meinen und den zahlreichen meiner Aufsicht im Laufe von 50 Jahren unterstellt gewesenen Ställen diese „*Influenza*" *stets fern gehalten habe,* so braucht man nach einem andern „flüchtigen Ansteckungsstoff" auch nicht ferner zu suchen. (Näheres s. in meiner Schrift: „*Die Influenza, Brust- und Rotlaufseuche der Pferde*" vom Königl. Preuß. Kriegsministerium prämiierte Preisschrift. Hannover bei Schmorl & v. Seefeld 1889).

Und endlich das große Schreckgespenst der Landwirtschaft: die *Maul- und Klauenseuche.* Seit 25 Jahren durchzieht sie jahraus, jahrein trotz „aller strengsten Maßregeln" das deutsche Reich! Keine Quarantäne, keine Absperrungsmaßregeln, keine Desinfektion haben ihre *vermeintliche* „*Einschleppung*" fernzuhalten vermocht. Nach einem „erregenden" Bazillus hat man bis heute vergeblich gesucht und nach einem „Heilmittel" nicht minder. Und doch heißt es auch hier: „warum in die Ferne schweifen, sieh', das Gute liegt so nah"!

Hätte man, statt nach dem „Erreger" zu suchen, den Viehbesitzern die alte Wahrheit zu Gemüthe geführt, daß auch das *Vieh frischer Luft, Reinlichkeit der Haut, täglicher Bewegung im Freien* und einer *trocknen Streu* bedarf, *um gesund zu bleiben, so wäre man diese Seuche schon längst wieder los, oder vielmehr sie wäre gar nicht aufgetreten!* Vor 50—60 Jahren, als es noch zahlreiche Gemeindewiesen gab, und die Milch- und Fettzucht durch das *widernatürliche ununter-*

*brochene Stallstehen**) bei vielfach unnatürlicher Fütterung mit allerhand *Kunstfuttern* noch nicht an der Tagesordnung war, war auch die *Maul- und Klauenseuche fast unbekannt.*

Jetzt, unter der Herrschaft der Koch'schen Theorieen, hat sie der Landwirtschaft nach ihrer Schätzung jährlich 100 Millionen Mark im Deutschen Reich, in den letzten 20 Jahren, den Jahren ihrer größten Ausbreitung, circa 2 Milliarden gekostet.

Sollte nun das Streben gelingen, den *Staat* auch für die von dieser Seuche verursachten Schäden, ähnlich wie beim *Rotz* der Pferde, haftbar und schadloshaltungspflichtig zu machen, so wäre der *finanzielle Ruin des Reichs tatsächlich besiegelt.* Wenn Dr. med. J. Schneider in seiner vortrefflichen Schrift: „*Die Bakterienfurcht*" am Schlusse erklärt, daß „der *Aberglauben, daß es spezifische, streng von einander geschiedene Bakterien gäbe, welche die ausschließlichen primären Erreger vieler Krankheiten seien, und daß man diese Bakterien mit allen möglichen Mitteln bekämpfen müsse*" wohl **„die größte Dummheit des 19. Jahrhunderts" gewesen ist,** so kann man dem nicht nur unbedingt zustimmen, sondern muß auch sofort daran gehen, den Urhebern dieses einfältigsten Aberglaubens die fernere Verdummung des deutschen Volkes energisch zu legen!

Wahrlich es ist die höchste Zeit, die **Bazillen als Krankheitserreger sammt ihren Erfindern zu verabschieden und auf den Boden der Wirklichkeit zurückkehren.**

Vielleicht wird der Vorschlag dazu einigermaßen beitragen: **„die Herren Erfinder und Anhänger der Bazillen- und Serumtheorie aufzufordern, die Richtigkeit ihrer Theorieen an sich selbst zu erweisen d. h. sich selbst durch ihre gerühmten Mittel: Tuberkulin, Diphtherieserum, Malleïn u. s. w. zu immunisieren, sich dann aber auch einer gründlichen Probe auf das Exempel durch Impfungen mit Krankheitssekreten von Tuberkulose, Diphtherie und Rotz — mit** oder **ohne Bazillen,** darin wollen wir **sehr liberal** sein — **zu unterziehen!**

Wir wären gespannt auf das Ergebniß einer solchen *Generalprobe,* zu welcher wir mindestens die *Erfinder* und *Verfechter* der besprochenen *Serum-Heil*-Theorieen für **moralisch verpflichtet** erachten.

Wir werden es aber wohl nicht erleben! Wie *dreist sie sich wehren* und, welche *Zumutungen* sie an *uns*, die *ausgesprochenen Gegner ihrer verderblichen Erfindungen*, stellen, wird dem sicherlich erstaunten Leser das folgende Capitel zeigen.

---

7. Capitel.

Zum Capitel des Malleïn's und seiner Wohltaten, oder wie die Serumtherapisten sich wehren und angreifen.

Wenn ich der Ansicht war, daß die neuesten Kölner Erfahrungen über die Wirkungen des als „Heilmittel" gegen den *Rotz* allerdings jämmerlich abgewirtschafteten, aber als „*Immunisierungs-*

*) Wenn der Preußische Landwirtschaftsminister, Herr v. Podbielski kürzlich das „ununterbrochene Stallstehen des Rindvieh's" aus

und diagnostisches (sic!) Mittel wieder auferstandenen **„Malleïns“** auch in Hinsicht der Diagnostik den Stab darüber brechen würden, so hatte ich die Rechnung ohne den Wirt d. h. ohne das Interesse der neuesten bakteriologischen „Wissenschaft“ (?) an der Aufrechthaltung dieses Wunderglaubens gemacht.

Die Entstehung einer förmlichen *Malleïn-Epidemie* und der durch sie herbeigeführte Untergang eines Bestandes von 896 Pferden hat nicht genügt, den Vertretern der „Wissenschaft“ die Augen zu öffnen.

Herr Landestierarzt und Regierungsrat Feist in Straßburg übernahm vielmehr die Ehrenrettung des *Malleïns*. Er setzte den Lesern der *„Straßburger Post“* in No. 9 von 1903 den hohen „wissenschaftlichen“ und „volkswirtschaftlichen“ Wert dieses Mittels auseinander indem er zugleich mich über meine irrigen Ansichten bezüglich der Entstehung des Rotzes und der Verderblichkeit des Malleïns zu belehren versuchte.

Leider geht aus dem Inhalte des, im Wesentlichen sich nur auf unbewiesene Behauptungen stützenden, Artikels hervor, daß die Erfahrungen des Herrn Regierungsrats sehr jungen Datums, daher noch recht lückenhaft und wenig gesichtet sind, sowie, daß ihm die *Geschichte des Rotzes nicht ganz geläufig ist.*

Sehen wir uns daher mal einige seiner so autoritativ auftretenden Behauptungen an.

Gleich im Beginn seines Artikels stellt er die Behauptung auf, daß *„Rotz und Wurm immer tödlich verlaufen“*.

Allerdings tun sie das, aber **erst**, seitdem man nicht nur die von dieser Krankheit *wirklich „befallenen“* Tiere, sondern sogar die ihrer nur *„verdächtigen“* **ausnahmslos tötet.** Seitdem verlaufen diese Krankheiten **immer tötlich,** wie das wohl auch bei allen andern Krankheiten der Fall sein würde, wenn man **an Stelle des Heilversuchs** den soviel **radikalern Totschlag** setzte.

In älterer Zeit, wo man noch nicht an die *Unheilbarkeit* von *Rotz* und *Wurm an sich,* sondern nur an die ihrer höchsten und ausgebildetsten Grade glaubte, wurden diese, damals nach klinischen Symptomen, nicht nach dem Vorhandensein „spezifischer Bazillen“ diagnostizierten Krankheiten auch *geheilt!* Einige Mitteilungen über von mir selbst erlebte Heilungen tierärztlich diagnostizierter *Rotz-* und *Wurm*fälle werden daher hier am Platze sein.

In den Jahren 1855—1858 heilte in Luxemburg der bei der Artillerie stehende Roßarzt 1. Klasse *Fricke* eine ziemliche Anzahl *wurmiger* Pferde, die er in Frankreich kaufte und nach ihrer Heilung wieder dorthin oder nach Belgien verkaufte. Er behandelte diese Tiere im Krankenstalle der Artillerie, in welchem auch an andern Krankheiten leidende Pferde der Ausfallbatterie behandelt wurden. Eine *Übertragung* der Krankheit auf diese — die Sekrete

---

ökonomischen Rücksichten auf Milch- und Fettproduktion für unabänderlich erklärt hat, so hat er damit auch die von dieser Unbewegichkeit unzertrennliche Seuchengefahr in Permanenz erklärt. Sie wird die vorübergehende Vermehrung der Milch- und Fettproduktion bei weitem wieder aufwiegen.

des *Wurms*, auf die Schleimhäute anderer Pferde übertragen, erzeugen *Rotz*, in Hautwunden gelangt, wiederum *Wurm*, ebenso, wie das *Rotzgift* in Hautwunden *Wurm* erzeugt — ***kam gar nicht vor***, was auf die Größe der *Ansteckungsgefahr* schon ein bezeichnendes Licht wirft.

Im Sommer 1859 machte ich mit der mobilen leichten Haubitzbatterie 7. Artillerie-Brigade den Marsch an den Rhein mit. Ich besorgte die Gesundheitspflege der, meinem Kommando unterstellten 2. halben Batterie selbständig, während bei der 1. halben Batterie der Roßarzt diese beaufsichtigte. Von einer Anzahl bei letzterer an Druse erkrankter Pferde wurden davon 4 vom Roßarzt als an „verdächtiger, bösartiger Druse" (S. oben Cap. 6.) leidend erklärt, und, weil bei meinem Kommando alle derartigen Fälle rasch genesen waren, zu demselben versetzt. Ich übernahm die Behandlung und brachte sie mit reiner Wasser- und diätetischer Cur alle zur **Genesung**, aber nicht ohne einen recht bedenklichen Zwischenfall.

Bei der Untersuchung des am schwersten erkrankten Pferdes „*Herodot*" — es hatte grünlich-bräunlichen, einseitigen Nasenausfluß, einseitig verhärtete unschmerzhafte Kehldrüsen und Geschwürchen auf der Schleimhaut des betr. Nasenlochs, alles höchst verdächtige Zeichen mindestens *hochgradiger bösartiger Druse* oder *beginnenden Rotzes* — steckte ich mich an einer kleinen Fingerwunde der linken Hand an. Der linke Arm, die Achseldrüse, am folgenden Tage auch die rechte Achseldrüse und der rechte Arm schwollen stark an, es traten Lungenstiche und putrides Fieber ein. Assistenzarzt, wie Roßarzt diagnostizierten meine Erkankung an „**Rotz**". Ich übernahm meine Behandlung selbst und stellte mich durch feuchte Ganzpackungen und vor allem durch *heiße Sand- und Sonnenbäder* in wenigen Tagen wieder her. (Die genaue Schilderung meiner Erkrankung und Heilung findet man in meinem Buche: „*Die inneren Krankheiten der Pferde*", Hannover bei Schmorl & v. Seefeld Nachfolger 4. Auflage 1904 S. 93—95.) Auch das Pferd, dessen *Tötung* — gerade wegen meiner Erkrankung — ich mich energisch widersetzte, *genas später unter starker Vereiterung seiner Kehldrüsen*. Assistenzarzt, wie Roßarzt befanden sich in starker Verlegenheit: hatten sie doch bei dem Pferde, wie bei mir, die Krankheit für **Rotz** erklärt, da „bösartige Druse meine Erkrankung nicht habe erzeugen können"! Und nun waren wir **beide, Mann und Roß, geheilt!** Das Dilemma war vollständig. Ich stelle ganz anheim, ob „*Rotz*" oder „*bösartige Druse*" vorlag.

Im Oktober 1859 — ich war inzwischen als Premierlieutenant in die 8. Artilleriebrigade versetzt worden — übertrug mir mein Regiments-Commandeur, Oberst *v. Niebelschütz*, indem er mich von Jülich nach Köln zur 3. 12pfündigen Batterie versetzte, die *Behandlung* der Pferde derselben, unter denen der „**Rotz**" ausgebrochen war. 4 Pferde waren *getötet* und „*rotzig*" befunden worden, noch 28 andere, in hohem Grade „verdächtige", sollten *getötet* werden. Das war dem Herrn Oberst doch zu bunt — er sah wohl ein ähnliches Resultat, wie das jetzt so künstlich mit *Mallein* bei den *Kölner Straßenbahn*pferden erzielte, für die Batteriepferde voraus — und so erhielt *ich* den Auftrag, die Pferde der Batterie *nach meinen*

Anschauungen zu behandeln. wovon der Abteilungskommandeur, Major v. Seckendorff und der Batteriechef, Hauptmann Deutsch, verständigt wurden.

Meine Anordnungen bestanden in Folgendem: alle Fenster der Ställe blieben Tag und Nacht geöffnet; die bis dahin am Tage auf nacktem, urindurchtränkten Pflaster stehenden Pferde wurden auf eine trockne, stets reinlich gehaltene Stroh-(Matratzen-)Streu gestellt, welche auch die Stallrinne völlig bedeckte, alles Heu wurde nur frisch gemäht verfüttert; sämmtlichen Pferden, auch den *gesunden*, alle 2 Stunden die Nasenlöcher mit leinenen Lappen und frischem Wasser gereinigt; die Pferde täglich Vor- und Nachmittags je 2 Stunden im Freien bewegt. Nur die am schwersten erkrankten Pferde wurden noch mit feuchten Kehldrüsen- und Halspackungen behandelt.

Obwohl bei den erwähnten 28 „verdächtigen" Pferden fast durchweg die oben geschilderten schweren Krankheitszeichen bestanden, konnte ich binnen drei Wochen — gegen Ende Oktober — die *völlige Gesundheit aller Batteriepferde* melden! Ich stand dann *noch 6 Jahre* bei der, von wohlwollenden Kameraden noch immer als „*Rotzbatterie*" bezeichneten, Batterie, ohne daß je wieder ein Fall von „*Druse*" geschweige denn von „*Rotz*" eingetreten wäre.

Im Jahre 1866 mußte ich bei der Mobilmachung die bis dahin von einem sehr arzneimittelgläubigen Kommandeur befehligte 7. Munitionskolonne 8. Artilleriebrigade übernehmen. Ich fand nicht weniger, als 120 (unter den 180) hochgradig an *Druse* erkrankte Pferde vor, die bis dahin mit „Drusenpulver", Arzneimitteln verschiedener Art und Warmbier behandelt worden waren. Eine sofortige tierärztliche Untersuchung stellte 40 „verdächtige" und zwei „*rotzige*" Pferde fest (?). Ich mußte an die vorgesetzte Abteilung und direkt an das Corpskommando berichten. Letzteres setzte die Colonne zwar in Marsch — auf meinen Vorschlag — ordnete aber eine erneute Untersuchung auf dem Durchmarsch durch Bergheim durch den dortigen Kreistierarzt an. Dieser, ein höchst vernünftiger Herr — leider ist mir sein Name entfallen — untersuchte alle Pferde, fand die zwei „*rotzigen*" auch „verdächtig", machte mir aber den Vorschlag, sie *bei sich* in Verpflegung und Behandlung zu behalten und der Colonne dann das Attest: „*frei von Rotz*" auszustellen. Ich ging darauf mit Freuden ein und wurde am zweitfolgenden Tage in Deutz nach Halle verladen. Unterwegs zwischen Minden und Hannover ging ein kolossaler Platzregen nieder, der die, ohne Decken — es war im Juni — in *offnen Lowrys* stehenden Pferde gründlich durchnäßte. Darauf genasen schon in den nächsten Tagen die meisten Drusenkranken, und auch die letzten, nachdem in der Nacht vom 25. zum 26. Juni bei Hainspach in Böhmen die nackt in der Beiwacht stehenden Pferde durch einen Gewitterregen abermals gründlich eingeweicht worden waren.

Als die Colonne im September unter anderem Kommando — ich hatte im Feldzuge eine Batterie übernommen — zurückkehrte, konnte sie in Bergheim auch die beiden „*rotzigen*" Pferde, nunmehr *kerngesund* und *wohlgenährt* vom Kreistierarzt in Empfang nehmen. Dieser berechnete nicht einmal Kur- und Verpflegungskosten, weil „die Pferde in seiner Ökonomie sich diese vollauf verdient hätten". Das war wohl etwas „volkswirtschaftlicher" als die heutige *Malleïnwirtschaft!* Andre Zeiten, andre Sitten!

Was nun die *Ansteckungsfähigkeit* von *Rotz* und *Wurm* betrifft, so habe ich dieselbe niemals bezweifelt. Sie ist aber weder an die „Bazillen" geknüpft, noch ist sie so gefährlich wie bei andern „ansteckenden" Krankheiten, wo sie sich, wie z. B. bei der *Influenza* durch gasige Ausdünstungen den Lungen und dem Blute anderer Tiere mitteilt.

Wie sich aber bei „*Rotz*" und andern Infektionskrankheiten allmählich ein besonderer „spezifischer" Ansteckungsstoff entwickelt, habe ich S. 13—33 meines citierten Buches: „*Die inneren Krankheiten der Pferde*" in einer Weise dargestellt, welche seitdem auch in der wahren Wissenschaft in zunehmendem Maße Bestätigung gefunden hat. Das Ammenmährchen von der Entstehung durch „Bazillen" habe ich dort schon 1889 in der 1. Auflage widerlegt. Nur eine Stelle erlaube ich mir, hier zu citieren. Sie lautet: „An der Entstehung des *Rotzes aus der bösartigen Druse* halten auch sonst durchaus auf medizinischem Boden stehende Tierärzte, wie z. B. *v. Grebner* und Professor *v Straub*, fest. Erst die spezifischen Bakterienjäger haben mit der Entdeckung des „Rotzbazillus" das Tischtuch zwischen „bösartiger Druse" und „Rotz" entzweischneiden zu sollen geglaubt. **Nichts irriger, als dieses.** Schon der Umstand, daß man damit die *spontane* Entstehung des *Rotzes* ebenfalls zu leugnen sich gezwungen sah und damit der Alternative verfiel, entweder die Entstehung des Ansteckungstoffes bezw. des Rotzbazillus mit Erschaffung der Welt beginnen und sich *nur* durch *stetige* Ansteckung fortpflanzen oder ihn jeweilig vom Himmel fallen zu lassen, wirft ein bezeichnendes Licht auf die Haltbarkeit solcher Theorie." u. s. w.

Gegen die Ansteckungsfähigkeit des Rotzsekretes giebt es ebenso einfache, wie souveräne Mittel, welche in Reinlichkeit der Pferde und Ställe, wie in guter Ventilation der letztern bestehen. *Die Natur impft eben nicht!* Übertragung des Rotzsekretes auf die Schleimhäute andrer Pferde würde erst dann deren Infektion zur Folge haben, wenn diese Schleimhäute *tagelang ungereinigt blieben.* In meinem oben citierten Buche habe ich S. 109—113 ganz eklatante Fälle mitgeteilt, in welchen in der Tat *rotzige* Pferde neben Gesunden im Stalle gestanden, ja einen Fall, wo ein mit *chronischem Rotz* behaftetes Pferd *jahrelang* in einer Batterie gegangen war, *ohne daß irgend eine Übertragung der Krankheit erfolgte.* Nur aus Gründen des Raumes sehe ich hier von der Wiedergabe solcher Fälle, die ich noch stark vermehren könnte, ab. Wollte man *alle* die Fälle, in welchen von bei der Tötung *notorisch rotzig* befundenen, Pferden ihre Stallgenossen und Nachbarn **nicht** angesteckt wurden, registrieren, so würden sie die Fälle, in welchen eine Infektion erfolgte, mindestens hundertfach überwiegen.

Nichtsdestoweniger habe auch ich mich *für* die *Tötung* solcher Pferde, welche das bekannte klinische Bild des *ausgebildeten Rotzes* bieten, wegen der durch sie gebildeten Ansteckungsgefahr und der geringen Aussicht des Heilerfolges ausgesprochen, zugleich aber in meinem Buche Mittel und Wege angegeben, **solche Fälle notwendiger Tötung gänzlich zu vermeiden.**

Zwischen *solchen* Maßregeln und der Methode, *alle Pferde, welche auf Malleïn reagieren, zu töten*, besteht ein kolossaler, auch volkswirtschaftlich bedeutender Unterschied.

Als man *nur* jene, das *schlimmste* klinische Bild bietende Pferde *tötete*, belief sich deren Zahl im preußischen Staate in der Regel auf einige *Dutzende*, wenn es hochkam, auf einige *Hundert* im Jahr. Als man aber auch die *verdächtigen* Pferde zu *töten* begann, stiegen die Verluste bedeutend und betrugen in den Jahren 1888 und 1889, also *nach* Findung bezw. Erfindung (als „Rotzerreger") des „Rotzbazillus" im deutschen Reich 1501 bezw. 1771 Pferde. Nun fielen 1902 schon in Köln allein „*trotz* oder *durch* (?) **Malleïn**" 896 Pferde dem „Rotz" bezw. dem „Rotzverdacht" zum Opfer. Man sieht, die „Wissenschaft" kostet schweres Geld. Quo usque tandem?

Neuere Verlustzahlen für das ganze deutsche Reich stehen mir noch nicht zu Gebote. Vielleicht giebt sie uns Herr Regierungsrat Feist, der ja „behauptet", es sei gelungen, „*die Krankheit um 90% herabzumindern*". Was soll das heißen? Sollen 90% weniger *erkrankt* oder weniger *getötet* oder *verendet* sein? Oder sind nur 90% weniger „*verdächtig*" geworden?

Von der medizinischen Statistik gilt freilich noch mehr als von jeder andern der Bismarck'sche Satz: „*sie sei die Kunst, mit Zahlen zu lügen*". Aber der Behauptung des Herrn Regierungsrats fehlen ja alle *Grundzahlen*. Ich frage daher vorläufig: Wie viele Pferde wurden 1901 im *deutschen Reiche* mit *Malleïn geimpft?* Wie viele *reagierten?* Wie viele erwiesen sich davon nach ihrer Tötung *wirklich rotzig?* (d. h. nach klinischen Symptomen, nicht nur als „rotzbazillenhaltig"). Wie viel waren *gesund?* Wie viele wurden mit *Malleïn geimpft*, ohne *zu reagieren?* Wie viele davon *gingen* dennoch später *ein*, oder wurden getötet? Wenigstens für *Elsaß-Lothringen* und die letzten 5 Jahre wird der Herr Landestierarzt Feist das zu beantworten vermögen und ebenso, ob die *geimpften* Pferde *kenntlich gemacht* oder *registriert* wurden, um feststellen zu können, ob sie später vielleicht auf's Neue „*verdächtig*" wurden, auf's Neue *geimpft* wurden und *reagierten* oder *nicht*.*)

Das alles müßte man wissen, um feststellen zu können, ob das *Malleïn* aus der Fabrik *Pasteur* (nebenbei bemerkt bloßer Chemiker und *nicht Mediziner*, also nach den „Briefen eines Arztes" bloßer „**Curpfuscher**") in der Tat, wie Herr Feist behauptet, so viel *zuverlässiger* ist, als das Berlin'er, in Köln verwendete *Reichs-Malleïn*. Ich fürchte, die Auskunft wird den Herrn Regierungsrat in böse Widersprüche verwickeln. Andernfalls aber müßte das famose Pasteursche Malleïn wohl im ganzen deutschen Reiche eingeführt werden, so lange wenigstens, bis es, wie das Koch'sche Tuberkulin, auch als *diagnostisches* Mittel in den Augen der „Wissenschaft" Fiasko gemacht.

---

*) Die Antwort auf diese Fragen ist der Herr Regierungsrat Feist natürlich schuldig geblieben.

Wenn nun der Herr Regierungsrat ferner meint, „die Behandlung der Druse fände im Allgemeinen nicht nach meiner Methode statt und daher müßte das deutsche Reich von rotzkranken Pferden wimmeln", so irrt er sich in drei Beziehungen: 1. werden die bei weitem meisten drusenden Pferde in der Tat mit *Luft, Licht, Reinlichkeit* und *nicht mit Medikamenten* behandelt; 2. verträgt eine im Grunde so *unschuldige* Krankheit, wie die *Druse*, bei einiger Reinlichkeit und Ventilation der Ställe, selbst „Drusenpulver", wenn man nur die Nasenlöcher öfter reinigt; und 3. *wimmelt* das deutsche Reich *in der Tat* **da** von *rotzigen* Pferden, wo man sich, wie in *Köln*, auf's **Malleïn** verläßt.

Ich würde mich auch sehr freuen, darüber aufgeklärt zu werden, *wie* die Staatskasse in Elsaß-Lothringen 250000 Mk. durch *Pasteursches Malleïn* erspart hat. Diese Ersparnis berechnet sich wohl so: Hätte man *alle rotzverdächtigen* oder mit solchen in Berührung gekommene Pferde getötet, dann wären noch 250 Pferde *mehr*, mit einem Durchschnittswerte von 1000 Mk., getötet worden? Die *Gegenrechnung* ließe sich aber erst aufstellen, wenn man erfahren würde, wie viele Pferde auf *Malleïn reagierten* und *getötet wurden, ohne die* **klinischen** *Kennzeichen des Rotzes aufzuweisen.* Vielleicht wären davon nach meiner Methode recht viele, vielleicht alle, zu retten gewesen.

Jedenfalls würde es vorläufig gewiß auch die Leser der „Straßburger Post" sehr interessiert haben, zu erfahren, wie hoch sich die Zahl der in Elsaß-Lothringen *getöteten* oder an *Rotz* und *Wurm eingegangenen* Pferde belief und wie sich daher der *Profit von 250000 M.* berechnet! Mich erinnerte die Beweisführung des Herrn Regierungsrat's lebhaft an die des berühmten *Hufeland*, der, als ihm von einigen hundert in Thüringen mit **Pockeneiter geimpften** Menschen ungefähr 40% an den **Pocken** starben, behauptete, er habe dennoch 20% das Leben *gerettet:* denn, wenn die *Geimpften* alle *spontan* an den Pocken erkrankt wären, so würden nicht nur 40%, sondern 60% gestorben sein. Im vorliegenden Falle, i. e. wenn man *alle rotzverdächtigen* oder mit solchen in *Berührung gewesenen* Pferde *getötet* hätte, *so würden noch für 250000 M. mehr Pferde getötet worden sein.*

Was aber den Schlußtrumpf des Herrn Regierungsrats anbetrifft, so stellt er seine Logik in kein glänzendes Licht „Ich soll," so meint er, „*die Rotzbazillen am eigenen Leibe probieren*" und er nennt das „*dieselbe Proposition, welche ich dem Professor Koch gemacht*".

Mit Verlaub, Herr Regierungsrat, *ich* habe den Herrn *Koch* und *Behring* nur vorgeschlagen, *zu tun, was sie selbst allen ihren Mitbürgern vorschlagen, d. h. sich mit ihren Mitteln gegen Tuberkulose* bezw. *Diphtheritis zu immunisieren, fest zu machen, dann aber auch den* **Beweis ihrer Seuchenfestigkeit** *durch die* **Gegenprobe** *d. h durch die Impfung mit den auch von mir für* **infektiös** *gehaltenen Krankheitsabsonderungen zu erbringen!*

Habe *ich* etwa den **Rotz**, ob *mit* oder *ohne* Bazillen für „*nicht ansteckend*" erklärt? Habe ich nicht die Ansteckungsfähigkeit von „Rotz" oder „bösartiger Druse" am eigenen Leibe erfahren? *Ich*, Herr Regierungsrat, würde gegenüber Jemanden, der mich mit *Rotz-*

kulturen — mit oder *ohne* Bazillen jedenfalls ein *gefährlicher Krankheitsjux — zu infizieren drohte, mich im Stande der Notwehr zu befinden glauben und danach handeln.* Das ist hoffentlich deutlich genug. **Ich bin kein corpus vile für Versuche à la Koch, Behring und Pasteur!**"

Damit schloß ich meine öffentliche Erwiderung in der „Straßburger Post", indem ich mir noch erlaubte, dem Herrn Regierungsrat die beiden, hier schon im Vorwort citierten, Schriften *„die Bakterienfurcht* von *Dr. med. I. Schneider"* und *„Serum — Wissenschaft — Menschheit"* von Dr. Felice Costa dringend zur Lektüre zu empfehlen und die Überzeugung ausdrückte, daß der durchaus *medizinische* Standpunkt der beiden Herrn Verfasser in *seinem*, des Herrn Regierungsrats Augen sicherlich *kein Fehler* sein werde.

Mir sind auf die in meiner Erwiderung (Februar 1903) an den Herrn Regierungsrat gestellten Fragen bis heute (*Mai 1905*) *keine Antworten* zu Teil geworden. Es ist in den selbstbewußten Kreisen, die von oben herab über die wichtigsten hygieinischen Fragen und damit über das Wohl und Wehe des Volkes entscheiden, allmählich üblich geworden, alle *unbequemen Frager einfach zu ignorieren* oder, wie die *„Norddeutsche Allg. Zeitung"*, das Organ dieser offiziellen Kreise, einmal einem Impfgegner zurief: „Was wollen wir uns mit diesen Impfgegnern lange herumstreiten? *wir* haben das *Gesetz, das wollen wir ausführen!* Ich denke, solchen Leuten gegenüber ist es wohl angebracht, nicht nur darauf zu dringen, daß das *Gesetz* an *ihrem eigenen Leibe zuerst* ausgeführt werde, sondern daß auch die als so *unfehlbar* hingestellten **Grundlagen** desselben an **ihrem Leibe geprüft werden!**

Ich denke aber, Jeder, der erwägt, *wie die Dinge jetzt liegen*, muß sich mit *Dr. med. I. Schneider* einverstanden erklären, wenn er in seiner mehr zitierten Schrift: *„die Bakterienfurcht"* (S. 65) sagt:

. . . . „Leider müssen wir es erleben, wie die *hygienische Gesetzgebung*, deren oberstes Tribunal das Reichsgesundheitsamt ist, ganz und gar *von dieser irrtümlichen Lehre*, d. h. der *Krankheitserregung* durch *Bakterien*, befangen ist. Daß in Folge dessen der ganze Schaden, welchen die *Bakterienfurcht* angerichtet hat, *noch größer geworden ist*, ist klar."

Wäre es nur auch wahr, was er vorher sagt:

„Es dürfte heute nur noch *wenige Ärzte* geben, welche Anhänger der *Bakterienhypothese* sind!"

Vielleicht ist es wahr, und die Herren haben in ihrem *Geiste* diese Hypothese wirklich schon abgetan, aber leider *nicht* in *ihrem Herzen.* Denn diese Hypothese begreift so vieles in sich, was ihren *Neigungen* und ihren *„Interessen"* zu dienen scheint, wovon in meinem Schlußkapitel noch die Rede sein wird.

So viel ist gewiß: die **Bakterien-Hypothese** — nach Dr. *F. Costa* **„eine suggestionierte Illusion der medizinischen Experimentalwissenschaft"** — **ist wissenschaftlich endgültig abgetan.**

Und nun beißt sich diese Schlange auch in den eignen Schwanz. Denn, wie unser Schlußcapitel zeigen wird, zeigt die *Biologie* ebenfalls experimentell, daß die *Bakterien*, ganz wie es die *Botaniker* (s. oben) längst durch ihre, durch keine Erwerbsinteressen beeinflußten, objektiven Untersuchungen festgestellt, *weit entfernt, die Feinde eines normalen tierischen Lebens zu sein*, **geradezu die Grundlagen derselben bilden.**

---

8. Capitel.

Biologie (Lebenslehre) und Bakteriologie, eine gründliche Correktur der letztern durch die erstere.

Ein Oldenburg'er Biologe machte den nachstehenden Versuch: Er ließ eine Anzahl Hühnereier in einer *Brutmaschine*, eine gleiche Anzahl von einer *Gluckhenne* ausbrüten. Die Brutmaschine wurde, um ab ovo einwandfrei zu arbeiten, zuerst mit Dampf vollständig desinfiziert und auch später völlig „aseptisch" gehalten. Ebenso wurden die in ihr ausgebrüteten Hühnchen in einem mit *bakterienfreier* Luft erfüllten Raume gehalten und mit *bakterienfreier*, übrigens der natürlichen Ernährung der 2. Kategorie, nämlich der durch die Gluckhenne ausgebrüteten Hühnchen durchaus entsprechenden, Nahrung reichlich versehen. Im Zeitraum von 11 Tagen bis zu 6 Wochen waren alle diese so *aseptisch* gehaltenen und *ernährten* Hühnchen *durch den Tod von ihrem wissenschaftlich so sorgsam geschützten Dasein erlöst*, während die, im Freien auf und an Misthaufen, also in **einer von Bakterien wimmelnden Welt,** ernährten Küchlein der Henne auf's **prächtigste gediehen und sich weiter entwickelten.**

Obgleich die 1. Kategorie der wissenschaftlich „aseptisch" ernährten Küchlein eine *ganz ungewöhnliche Freßlust* entwickelt und viel mehr, allerdings *„aseptisches"*, Futter zu sich genommen hatten, als die zweite, so rücksichtslos mit bakterienerfülltem zum Teil fauligen Futter ernährte, wogen sie doch bei *ihrem Tode weniger*, als bei ihrem *Auskriechen aus dem Ei*. Man könnte fast sagen: *sie waren an Bazillenhunger gestorben.*

In neuester Zeit hat *Dr. Charrin* in einer, der „Pariser Akademie der Wissenschaften" eingereichten, Arbeit nachgewiesen, daß auch *erwachsene* Tiere in einer völlig *bakterienfreien Luft* und bei *bakterienfreier Ernährung* in ihrer *Lebensfähigkeit erheblich zurück* bzw. *bei Durchführung solcher Ernährung zu Grunde gehen.* Eine Anzahl Meerschweinchen mit, durch Erhitzung bakterienfrei hergestellter Nahrung in ebenfalls bakterienfreier Luft gefüttert, gingen sämmtlich in einem Zeitraum von 3—5 Wochen zu Grunde. Bei ihrer Sektion ergab sich, daß sie *Darmentzündungen* und *Gallenstörungen* erlegen waren.

Wenn *Dr. Charrin*, um den Gegenbeweis durch stark bakteriendurchsetztes Futter bei einer andern Kategorie von Meerschweinchen um so einwandfreier zu gestalten, deren Futter noch besonders mit *Staub* bestreute, um es ja recht bazillenreich herzustellen, so verfiel er eben dadurch einem neuen *Irrtum.* Da nämlich auch von den, so mit *staub*bedeckter bazillenreicher Nahrung ernährten Serien von Meerschweinchen hie und da *Eines* einging, glaubte *Charrin* annehmen zu dürfen, daß in dem, ihrer Nahrung hinzugefügten *Staube* besonders *giftige Bakterien* enthalten gewesen wären. Sollte nicht der *Staub an sich*, der doch keine tierische Nahrung darstellt, *quantitativ* oder *qualitativ* hinreichend *schädlich* gewesen sein, um diese Todesfälle zu erklären? Und ergänzen nicht die Oldenburg'er Hühnerversuche, bei welchen von den, durchaus rücksichtslos mit bakterienreichem, allerdings im Bauernhofe auf und an Misthaufen selbst gesuchtem Futter ernährten Hühnchen *kein einziges* zu Grunde ging, *Dr. Charrins* Versuche in dieser Hinsicht ganz einwandfrei? Mit den, von ihm in den zu Grunde gegangenen Tieren gefundenen *giftigen* Bakterien wird es sich zweifelsohne so verhalten, wie mit den als „Krankheitserreger" angeschuldigten Bakterien überhaupt: sie sind *Folge-* und *Begleit*erscheinungen der *Krankheit.*

Das scheinen mir die übrigen Darlegungen *Dr. Charrin's* auch indirekt zu bestätigen. Indem er nämlich die uns schon bekannte Tatsache ausführt, daß in den Eingeweiden aller lebenden Wesen stets Bakterien vorhanden seien, die infolge von Einführung verschiedener *chemisch ungünstig* auf sie einwirkender Stoffe in die Verdauungswerkzeuge, dort auch einen schweren „Kampf um's Dasein" führen, und, wenn Mensch und Tier *nicht immer wieder mit der Nahrung auf's Neue Bakterien aufnähmen*, bald gänzlich verschwinden würden, schreibt er eben diesen *Bakterien* eine *sehr wesentlichen Anteil an der Ernährung zu.*

Da nun nach seinen bakteriologischen Untersuchungen im Darm der *steril gefütterten* und eben *daran* gestorbenen Meerschweinchen *überhaupt keine Bakterien* mehr vorhanden waren, so wurde bei ihnen die Verdauung immer mehr verlangsamt und schließlich verschiedene Nährstoffe, namentlich gewisse *Eiweißverbindungen überhaupt nicht mehr in die Körpersäfte aufgenommen*, dadurch wurden dann, wie *Dr. Charrin* richtig schließt, die *Entzündungen mit tödlichem Ausgang* hervorgerufen.

Sein Schluß „daß, da gewisse Bakterien innerhalb des menschlichen und tierischen Körpers nicht nur *keinen Schaden* anrichten, sondern von *ganz entschiedenem Nutzen* — ich gestatte mir, zu sagen: **zum Lebensproceß nötig** — sind, wir es uns sehr überlegen müßten, in wie weit eine *Befreiung der Nahrungsmittel von Bakterien* dem Menschen zuträglich sein könne, und daß es möglich sei, daß ein übertriebener Kampf gegen die Bakterien in wichtigen Beziehungen das *Gegenteil* von dem erreiche, was er erreichen wolle", erscheint mir ebenso bescheiden, wie *durchaus unzureichend.* Es würde uns vor die neue, aller Voraussicht nach *unlösbare*, Aufgabe stellen, zunächst die *unschädlichen* und *schädlichen* Bakterien alle ausfindig zu machen und uns dann vor den *letztern* zu behüten, eine Aufgabe, die das Reichsgesundheitsamt schon dem armseeligen Tuberkellbazill gegenüber für *unlösbar* erklärt hat.

Nach dem, was wir über die Anpassungs- und Verwandlungsfähigkeit aller Bakterien kennen gelernt haben, hat eine solche Trennung auch weder Sinn, noch Zweck.

Die Sache liegt meines Erachtens viel einfacher: wir sollen weder die Lebensmittel der Tiere mit *Staub* bestreuen, wie es Dr. *Charrin* getan hat, noch selbst *unreine* oder *verunreinigte* oder *chemisch* für uns *schädlich* gewordene z. B. in *alkoholische* Gährung übergegangene Nahrung genießen, vor allem keine *antiseptischen* Nährmittel, wie z. B. den *bakterientötenden Alkohol.*

Die Schwindsucht der Schnapstrinker ist in dieser Beziehung schon völlig beweisend. Denn obgleich schon ein, nur 10% Alkohol enthaltendes, Getränk, wie viel mehr der 40% Alkohol enthaltende Schnaps, *bakterientötend* wirkt, zeigt eben jene bekannte Form von Schwindsucht, daß in diesem Falle *nicht* der *Tuberkelbazillus,* sondern der *bazillenvernichtende Schnaps* der **„Erreger"** der **Schwindsucht** ist, eben weil er die *normale, Bazillen einschließende bezw. in ihrer Funktion nicht störende,* Ernährung ausschließt.

Für die Bedeutung der Bakterien für die *Verdaulichkeit* von Nährmitteln haben wir auch ein naheliegendes, ohne alles wissenschaftliche Brimborium auch für weiteste Laienkreise sehr durchsichtiges Beispiel in der *Milch.* Jedermann weiß, daß *gekochte* Milch schwerer verdaulich ist, als *ungekochte.* Jene *„verschleimt"*, wie man im Volke sagt. Warum? weil durch das Kochen der in jeder frischen natürlichen Milch, auch in der *Muttermilch* unserer Frauen, die doch den Säuglingen *niemals „gekocht"* zugeführt wird, das bacterium lactis, der, die Verdaulichkeit der Milch fördernde, *Milchbazillus, massenhaft* vorhanden ist. Durch das *Kochen* wird derselbe *zerstört.* Er ersetzt sich freilich, wenn die Milch sich abkühlt, zum Teil wieder, wie die Bakteriologen sagen: „aus der Luft". Möglich, aber, da er als „solcher" d. h. als „Milchbazillus" und als normaler Bestandteil der Luft noch nicht nachgewiesen ist, so wäre das ein neuer Beweis für die Richtigkeit der Beobachtungen Prof. *Hofmann's* (Gießen), „daß die Bazillen sich ihrem Nährboden anpassen und daß irgend ein, aus der Luft in die Milch geratener Bazillenkeim sich dort zum *„Milchbazillus"* entwickelt. Es wäre aber ebenso möglich, daß er auf's Neue aus den Elementen der Milch (nach Prof. Wigand) entstände. Wie dem aber auch sein mag, so viel steht fest, daß er in der *gekochten* Milch auch nach seinem Wiedererstehen weit *sparsamer* enthalten ist, als in *ungekochter!* Nach einem zweiten Aufkochen der Milch ersetzt er sich noch viel sparsamer und man kann manchen Säuglings-Darmkatarrh (cholera infantum) auf zweimal aufgekochte Milch zurückführen, wie denn Prof. *Schweninger* seiner Zeit in München sich in einem besondern Vortrage gegen den Soxlethschen Apparat, als für die Säuglingswelt schädlich, ausgesprochen hat. Daß endlich dreimal aufgekochte Milch *keinen Bazillus* mehr, dagegen *recht giftige Eigenschaften* aufweist, haben die Bakteriologen selbst ausfindig gemacht.

Ich meine, das vorstehende Beispiel ist maßgebend und steht mit den Ausführungen Dr. *Bircher-Benner's* (Zürich) in seiner Schrift: *„Kurze Grundzüge der Ernährungs-Therapie"* (Berlin bei O. Salle 1903) durchaus im Einklang: „In Bezug auf *Nahrungsenergie* steht unzubereitete rohe Nahrung obenan, in zweiter Reihe steht gekochte, gebackene, gebratene, in dritter Reihe getöteten Tieren entnommene u. s. w."

So viel steht fest, die *Biologie* hat schon unwiderlegliche Beweise für die Bedeutung der Bakterien, sowohl der in und an den Nahrungsmitteln vorhandenen, wie der, in unserm Körper selbst offenbar mit zum tierischen Leben notwendigen Verrichtungen betrauten, erbracht und wird deren in Zukunft sicher noch weit zahlreichere erbringen. Dieselben stehen mit den von den *Botanikern* erbrachten Beweisen von der *Notwendigkeit* der Bazillen für *alles organische Leben* durchaus im Einklang.

Schluß.

Die große Behring'sche Gründung von 1904 und die „epidemische Genickstarre".

Nicht gegen die **Bazillen** *also*, **sondern gegen deren Erkrankung, die mit den Erkrankungen des Körpers Hand in Hand gehen, müssen sich unsere Heilbestrebungen richten! und das deckt sich durchaus mit den von der Naturheilkunde verfochtenen Ansichten.**

So ist der circulus vitiosus der Koch'schen Bakteriologie geschlossen: die gegen die *Bazillen* d. i. die *Grundlagen alles organischen Lebens* ankämpfende Giftschlange beißt sich in den eignen Schwanz und tötet sich selbst, was hoffentlich den vielen, ihr bis dahin gebrachten, Menschen- und Tier-Opfern ein baldiges Ziel setzen wird.

Freilich, die von mir mehrfach gekennzeichnete, heute die ganze Welt beherrschende, *Interessenpolitik* ist zähe und giebt ihre Ziele so bald nicht auf.

Koch selbst soll zwar Zeitungs-Nachrichten zufolge kürzlich in Paris seinem „Tuberkulin" *nur* noch einen *diagnostischen* Wert zugeschrieben, also die, wie wir gesehen haben, übliche *letzte Rückzugsetappe* all' der gerühmten bakteriologischen Heilmittel auch mit seinem *Tuberkulin* endlich erreicht haben.

Dagegen lesen wir in No. 137 des *Militär-Wochenblatts* vom 10. November 1894 in einem „*Aus dem Sanitätsdienst im Ostasiatischen Kriege*" betitelten Aufsatze von Generalarzt *Dr. Körting* die Mitteilung, daß dort russischer Seits: „*Seuchenbekämpfungs-Colonnen*" in Tätigkeit getreten seien, die mit Mitteln „zu **Schutzimpfungen gegen Typhus und Ruhr**" ausgerüstet sind. Und das meldet ein Preußischer Generalarzt nicht allein, ohne diesen denkbar fürchterlichsten Humbug einer scharfen Kritik zu unterziehen, sondern sichtlich *zustimmend und befriedigt.*

Ob auch wir vielleicht die *massenhaften Todesfälle* an *Typhus* in Südwestafrika mit ähnlichen heroischen „*Schutzmitteln*" bekämpfen werden?*)

In der Tat „*Schutz-Impfungen*", also „*Blutvergiftungen*", als Präservativ gegen zwei der *intensivsten* Krankheiten der *Verdauungsorgane!* Da steht der gewöhnliche Menschenverstand förmlich still

---

*) Inzwischen sollen auch, wie verlautet, Schutzimpfungen mit *Typhusserum* bei unsrer Schutztruppe in Südwestafrika stattgefunden haben und im Februar d. J. das ganze Münster Lager typhusschutzgeimpft worden sein. Vielleicht rührt daher das Wiederaufflammen des Typhus im April d. J. nach fast beendetem Herero-Feldzug!

und ein wahrhaft wahnsinniger Respekt vor der „Serumtherapie" muß an seine Stelle treten. Ich habe im Oktober 1871 in Sedan 200 meiner Leute, die in Folge des Genusses des von den Schlachtfeldern her vergifteten Trinkwassers sämmtlich an *roter Ruhr* erkrankt waren und welche meine Ärzte durch Arzneimittel — besonders *Opium* spielte eine große Rolle — vergeblich zu heilen versuchten, *sämmtlich*, ohne einen einzigen Mann einzubüßen, auf naturgemäße Weise: Ersatz des *ungekochten* Trinkwassers durch sehr verdünnten Tee, feuchte, wollebedeckte Unterleibsumschläge, Klystiere von gekochtem Wasser u. s. w. binnen kürzester Frist — (in 14 Tagen waren alle bis auf *Einen*, der 3 Wochen dazu gebrauchte) *wiederhergestellt*. Warten wir ab, was die *Schutzimpfungen* bei den unglücklichen Russen anrichten!

Die kritiklose Mitteilung derartigen Humbug's im Militär-Wochenblatt Seitens eines Preußischen Generalarztes giebt zu denken und ist ein schlimmes Vorzeichen.

Es steht aber nicht allein! Schon unterm 30. Juli v. J. berichtete der Gießener Anzeiger über den *Besuch der Veterinärmediziner bei Geheimrat Prof. Dr. v. Behring in Marburg:* „Unter großer Beteiligung von Studierenden der Veterinärmedizin der hiesigen Hochschule begab sich Kreisveterinärarzt Schmidt in das weltbekannte Institut für experimentelle Therapie Seiner Excellenz des Geheimrats Dr. v. Behring nach Marburg, um dort den Studierenden einen Einblick in die Herstellungsweise der verschiedenen *Heilsera*, Diphtherie- und Starrkrampfheilserum, die bekanntlich aus dem Blute von in entsprechender Weise vorbereiteten Pferden gewonnen werden, zu verschaffen. Wenn schon die Bereitung dieser Sera das Interesse der Studierenden im höchsten Grade fesselte, so war es nicht minder ein sehnlichster Wunsch derselben, auch das von Excellenz v. Behring gegen die Tuberkulose der Rinder ergründete Immunisierungsverfahren, das gerade für Veterinäre von der größten Bedeutung ist und im Großherzogtum Hessen bereits zur praktischen Ausführung gelangt, an Ort und Stelle kennen zu lernen. Dieses Verfahren weicht von dem durch *Heilsera* erzielten Seuchenschutz insofern wesentlich ab, als hier *nicht fertig vorgebildete Schutzsubstanzen* dem zu immunisierenden Rinderorganismus einverleibt werden, sondern als hier *dasselbe materielle Agens, das die Krankheit erzeugt, von Menschen abstammende und entsprechend abgeschwächte Tuberkelbazillen nämlich, zur direkten Einspritzung in die Blutbahnen bei Rindern gelangt.* Zum Schlusse wurde auch noch das in einem besondern Raume aufgestellte Ultramikroskop, das bis jetzt nur an wenigen Hochschulen zu sehen ist, demonstriert und an mikroskopischen Präparaten Kleinheiten gezeigt, die bis jetzt noch dem Auge des Beobachters unerkenntlich geblieben sind. Mit großer Befriedigung über all' das in den Behringswerken Gesehene verließen sämmtliche Teilnehmer erst spät Abends wieder Marburg." *So werden unsere künftigen Veterinärs vorbereitet!* Da ist es wohl kein Wunder, wenn im letzten Jahre in Südwestafrika von 9000 kostbaren Pferden nicht weniger als 4500 (50%) an *Pferdesterbe und Rotz* zu Grunde gegangen sind! Ist das noch nicht Beweis genug von der **Ohnmacht unserer Veterinärtherapie?**

Die Kritik des Vorstehenden habe ich in Cap. 2 des I. und in den Capiteln 5 und 6 des II. Abschnitts dieser Schrift so schlagend gegeben, daß jedes weitere Wort überflüssig wäre. Bedauern kann man nur, daß die verbesserte Mikroskopie der Logik und dem Urteilsvermögen des Serum-Erfinders in keiner Weise zu Hülfe gekommen zu sein scheint, und nicht minder, daß in Hessen bereits mit diesen Serum's gegen die Rinderwelt in demselben Augenblick vorgegangen wird, wo man in den Etat dieses Staates bereits erhebliche Summen zu Entschädigungen für Verluste durch die *Maul- und Klauenseuche* für die Rindvieh-Besitzer aus dem Säckel der Steuerzahler, eingestellt hat.

Das *Neueste* aber bildet die nachstehende vom 11. November vorigen Jahres aus *Marburg* datierte Nachricht:

„Mit der Errichtung eines *staatlichen Heil-Serum-Bereitungs-Instituts* am hiesigen Ort scheint es nun *endgültig nichts zu werden.* Unter der Firma „*Behringswerk*“ ist nämlich am hiesigen Amtsgericht eine *offene Handelsgesellschaft* eingetragen, deren Inhaber die Herren Wirkl. Geh. Rat Professor Dr. Exzellenz v. Behring und Dr. phil. Carl Siebert sind. Es handelt sich um die *Bereitung und den Vertrieb der verschiedenen Heilserum's.*“

Also der *Staat hat doch ein Haar darin gefunden*, sich die Behring'schen Erfindungen für *entsprechende Millionen zum eigenen Vertriebe* aufhalsen zu lassen — denn das war notorisch das Endziel der längere Zeit hindurch betriebenen Behring'schen Verhandlungen! **Das ist ja recht erfreulich zu hören!**

Auch, daß der Erfinder endlich seine Erfindungen in *eigene Regie* genommen, giebt zu einigen recht erfreulichen Vermutungen, freilich immerhin nur *Vermutungen*, Anlaß. Sollte etwa die Höchst'er „Farbenfabrik“ nicht mehr das bisherige Zutrauen in das „Heilserum-Geschäft“, das sie bekanntlich im Namen und auf die Autorität des Erfinders hin bisher betrieb, gesetzt haben? dieses Geschäft vielleicht schon einen erheblichen Rückgang aufweisen? Ganz unwahrscheinlich erscheint das nicht, denn die Wahrheit von der **Nutzlosigkeit und Schädlichkeit des Diphtherie-Serum's** muß sich doch endlich Bahn brechen.

Daß nun diesem, so kühn und pekuniär erfolgreich vorangeschrittenen, aber vielleicht schon etwas marode gewordenen Heilmittel sein Erfinder durch neue Hülfstruppen wieder aufzuhelfen versucht, ist eine weitere naheliegende Vermutung, — aber, daß ihn Regierung und Reichstag auch diesen Versuch auf Kosten der Gesundheit und des Wohlstandes der deutschen Reichsbevölkerung ruhig weiter betreiben lassen werden — sollte das *auch* eine wahrscheinliche Vermutung sein?

Hoffen wir, daß der Reichstag hier ein energisches „Veto“ spricht und das peremtorische Verlangen stellt, daß im Deutschen Reich weiterhin keinerlei tierische Giftstoffe als Arzneimittel in der ärztlichen Praxis Verwendung finden dürfen, welche *nicht in die deutsche Pharmakopöe aufgenommen*, und daß in diese *keine Mittel neu aufgenommen werden*, welche nicht einer vorherigen eingehenden sachgemäßen Prüfung, **vor Allem an ihren Erfindern selbst,** unterzogen worden sind. Das ist ein Minimum dessen, was der denkende deutsche Reichsbürger unter den obwaltenden Umständen zu verlangen berechtigt ist.

Inzwischen sucht man das deutsche Volk durch ein neues Reiz- und Schreckmittel in dem Arzneimittelglauben zu befestigen bzw. in denselben wieder hineinzuängstigen! Dieses Reiz- und Schreckmittel bietet die **„epidemische Genickstarre"**, die freilich wenig glücklich zu diesem Zwecke ausgewählt ist, da gerade bei ihr, wie wir gleich sehen werden, **die arzneiliche Therapie gründlich Fiasko gemacht hat.**

Also die **„epidemische Genickstarre"!**

Fragen wir zunächst, worin diese angebliche „Seuche" mit dem so schreckhaften deutschen Namen besteht, so lautet die Antwort: es ist eine Entzündung der weichen Gehirnhaut (meningitis cerebrospinalis), der man, weil sie zuweilen in mehreren Fällen am selben Ort, viel öfter jedoch in einzelnen Fällen an weit entlegenen Orten auftritt, die anmutende Bezeichnung: „epidemisch", d. h. „unter dem Volke verbreitet", beigelegt hat.

Die *„Genickstarre"* oder Steifigkeit des Nackens, oft bis zu dem Grade, daß der auf dem Rücken liegende Körper eine nach oben gewölbte Haltung einnimmt, ist das in die Augen fallendste Symptom der Krankheit, die übrigens stets mit mehr oder minder ausgesprochenem Fieber einhergeht. Weitere Symptome sind: starke Hinterkopf- und Nackenschmerzen, große Empfindlichkeit der Augen gegen Licht- und des Gehörs gegen Schall-Eindrücke, schwere Verdauungsstörungen (Verstopfung oder Erbrechen), mangelhafte Harnabsonderung, starker, dunkler, verdickter Harn und eine große *Überempfindlichkeit der Haut*, welche im Laufe der Krankheit charakteristische Hautausschläge (herpes- oder flechtenartige, *erysipelatöse* [rotlaufartige], *papulöse* [pockenartige]) zu treiben pflegt. Die Herabsetzung dieser Empfindlichkeit bis zur *Unempfindlichkeit* ist selten und ein schlimmes, wohl hauptsächlich durch medikamentöse Behandlung hervorgerufenes Zeichen.

Über die Ursachen der Krankheit ist die Medizin in neuerer Zeit wieder recht unklar geworden in Folge ihrer durchaus irrigen bakteriologischen Ansichten, die, wie schon ausgeführt, wiederum die *Folgen* der Krankheit als *„Ursachen"* derselben aufgefaßt hat.

Der durch seine mystischen Ansichten bekannte Züricher Professor Klebs hat zuerst (1875) einen kugeligen Mikroorganismus (Cokkus) in den eitrigen Gehirnabsonderungen bei zwei tötlich verlaufenen Fällen gefunden. Er nannte diese Cokken „Monadinen" und sah sie als die Ursachen der Krankheit an. Andere Forscher folgten ihm in dieser Beziehung. Leyden fand dann 1883, daß sich diese mit zitternder Bewegung begabten Cokken zu Diplo- (Doppel-) und Strepto- (Reihen-) Cokken vereinigten und daß sie den „bei Lungen- und Nierenentzündungen, wie beim Rotlauf" vorkommenden Gebilden *„außerordentlich ähnlich" (hört! hört!)* seien. Daß sie mit denselben **identisch** sind, durfte natürlich nicht zugegeben werden, denn damit hätte ihre **Spezifizität** (Eigenartigkeit) aufgehört, auf die man auch die medizinische Behandlung zu gründen gedachte. Daß diese Diplo- und Strepto-Cokken aber keineswegs die Ursachen, sondern die *Erzeugnisse* der Krankheit sind, geht unter anderem daraus hervor, daß man ihre Einwanderung in die weiche Gehirnhaut in keiner Weise nachzuweisen vermag, da das Blut und die Lymphe, wie die Milz, stets frei von ihnen befunden werden, ein äußerer Zugang zur weichen Gehirnhaut aber ausgeschlossen erscheint.

Nach dem, was die Experimente und Lehren v. Nägeli's, Wigand's und Hofmann's (s. Cap. 3) über die *originäre* Entstehung von solchen Mikroorganismen bei Gährungs- und Fäulnißvorgängen in pflanzlichen und tierischen Stoffen durchaus klargestellt haben, liegt die Annahme nahe, daß sich dieselben auch durch ähnliche Zersetzungsvorgänge in der weichen Gehirnhaut bilden. Durch diese nahe liegende Schlußfolgerung wäre man aus allen Verlegenheiten heraus gewesen und hätte seine Aufmerksamkeit den wirklichen Ursachen dieser Zersetzungsvorgänge zuwenden können. Davon aber blieb man weit entfernt. Warum? Weil dann die ganze, die heutige „medizinische Wissenschaft" erfüllende Phantasterei von der spezifischen Heilmethode mittels **Einspritzungen organischer Gegengifte** auch für die **„epidemische Genickstarre" zusammenfiel.**

Doch konnte man sich nicht davon dispensieren, wenigstens nach den Umständen zu forschen, welche diesen Cokken ihr „Eindringen" erleichtern bzw. die Kranken zu ihrer Aufnahme vorbereiten.

Auch dabei ist die Logik der medizinischen Forschung wieder sehr charakteristisch. So wird in erster Reihe das *„Kindesalter"* als *„prädisponierende Ursache"* beschuldigt. Das könnte man dann wohl bezüglich aller Krankheiten sagen, denen das wenig widerstandsfähige Kindesalter überhaupt ausgesetzt ist. Als zweite Vorbereitungsursache gelten der Medizin lange, regnerische Winter und mittlere Kältetemperaturen und kalte Frühjahre!

Hier tritt das „Weßhalb?" auch erst klar zu Tage, wenn wi den Zusammenhang mit den von der Medizin in letzter Reihe aufgeführten „prädisponierenden Ursachen" ins Auge fassen, nämlich mit den **„schlechten Wohnungs- und Ernährungs-Verhältnissen.** Feuchte, dumpfe Kellerwohnungen, überfüllte Kasernen und Miethswohnungen armer Leute, vollgepfropfte Schlafräume, kurz Aufenthaltsorte, die mehr mit **menschlicher Körperwärme,** als mit Holz und Kohlen erwärmt werden. Die **Luft** dieser fort und fort mit **menschlichen Ausdünstungen: Lungen- und Hautexcrementen** überfüllten Räume, das ist die den Heerd der Krankheit bildende Vorbereitungsursache, ganz ebenso, wie bei den fieberhaften Ausschlagskrankheiten: *Röteln*, *Masern*, *Scharlach* und *Pocken!* Und, wenn die leichtern Formen dieser Ausschläge, denen doch auch vorzugsweise das Kindesalter unterworfen ist, mehr in besser situierten Familien vorkommen, während **Pocken** und **epidemische Genickstarre** besonders in den **ärmeren** auftreten, so liegt auch dafür der Grund ziemlich nahe.

Es ist die bessere Hautpflege, welche den dem Blute durch die Atmung einverleibten Giftstoff bei jenen so leicht auf die Haut hinaustreten läßt, während die *Unreinlichkeit der Haut und der mit schlechter Nahrung angefüllten Verdauungsorgane* bei den zweiten den Krankheitsstoff bis zu den Centralorganen: *Rückenmark und Gehirn* leitet. Die **Überempfindlichkeit der Haut** ist einerseits das sicherste Zeichen, *wo* und *wie lange* an ihr gesündigt wurde, und andrerseits dafür, **wo der Hebel anzusetzen ist, um die Krankheit am sichersten zu vermeiden bzw. zu heilen.**

Wären dagegen jene, weder in der Luft noch im Blute zu fassenden Diplo- und Streptokokken, in der Tat die Ursache der Krankheit, so würde das ebenso, wie die von der Medizin aufgestellte sehr unwahrscheinliche Behauptung, daß die Krankheit erst seit 1805 bekannt und beobachtet worden, auf deren Zusammenhang und Verbreitung durch die *Jennersche Schutzpockenimpfung* hinweisen. Denn einerseits werden ja diese Diplo- und Streptokokken auch in der sog. *Schutzpockenlymphe,* — auch einem *Eitererzeugniß* — immer gefunden und andrerseits war das Jahr 1805 bekanntlich dasselbe, in welchem sich die Jenner'sche Impfung auch auf dem Continent ausbreitete Und, daß beim Militär es vorzugsweise, ja fast ausschließlich die Rekruten des letzten frischgeimpften Jahrganges es sind, welche an Genickstarre erkranken, würde auf diesen Zusammenhang hindeuten.

Gegen diese Theorie aber spricht entschieden der Umstand, daß die Krankheit auch bei *noch nicht geimpften* Säuglingen auftritt. Immerhin aber bleibt die Wahrscheinlichkeit bestehen, daß der durch die Impfung gesetzte Blutvergiftungs- und Gährungsproceß die Entstehung der Krankheit um so mehr begünstigt, als mangelnde Hautpflege den *inneren* Ablauf derselben bedingt.

Wenn man nun in den, auch von der großen Presse so gedankenlos nachgebeteten medizinischen Berichten über „*epidemische Genickstarre*" — am 18. April 5 Einzelfälle in weit von einander entfernten Orten Schlesiens und Sachsens — immer wieder der Phrase begegnet: „alle" (oder auch „die strengsten") „Vorsichtsmaßregeln sind getroffen", ohne daß auch nur ein einziges Mal erwähnt wurde, *worin diese bestehen*, so fragt man sich doch, wie das Volk der „Denker und Dichter" sich so etwas gefallen lassen kann.

Daß die Krankheit *nicht ansteckend* (contagiös) ist, erkennt selbst die Medizin an: *noch niemals ist ein behandelnderr Arzt von ihr ergriffen worden.* Doch bestehen die Vorsichtsmaßregeln wesentlich in der „*Isolierung*" der Kranken und in „*Desinfizierung*" bzw. *Vernichtung* ihrer Bekleidungs- und Bettungsgegenstände.

Es ist nun ganz in der Ordnung, diese Kranken aus Wohnräumen zu entfernen, welche die Krankheit begünstigen; sie zu *isolieren,* ist auch gerechtfertigt, sowohl weil diese Kranken einer vermehrten Lüftung — man setzt ihr Bett in die Mitte der Stube, deren Fenster alle geöffnet werden — bedürfen, als, weil die Schmerzensäußerungen der Kranken für andre Personen mindestens sehr lästig und aufregend sind. Auch die Vernichtung verschmutzter, abgetragener oder gar verlumpter Bekleidungs- und Bettungsgegenstände ist ganz in der Ordnung. Bessere und brauchbare dergl. werden aber durch *Dampf* hinreichend desinfiziert werden. *Dampf, heißes* und *kaltes* Wasser sind auch bestes Desinfektionsmittel für die Wohnungen und Hausgeräte. Jede „Desinfektion" mit *giftigen Stoffen* ist nur eine neue **„Infektion"!** und nebenbei eine Schädigung des National-Vermögens.

Fragen wir nun nach der Behandlung, so hat die Medizin anerkennen müssen, daß sie über *spezifische* Gegenmittel nicht verfügt. *Kalomel* (versüßtes Quecksilber) innerlich, graue *Quecksilber-Salbe* äußerlich, haben ebenso, wie *Chinin, Jodkali, Salicylsäure* als *Spezifika* durchaus versagt, und ein **Meningitis-Serum** ist bis jetzt trotz des Notschrei's der „*Norddeutschen Allg. Zeitung*“ noch nicht aufgetaucht, bezw. erfunden. Es hütet sich wahrscheinlich, erfunden zu werden, weil es bei dieser Krankheit sicherlich noch schneller abwirtschaften würde, als das Tuberkulin unseeligen Andenkens bei der Tuberkulose.

Die Medizin behandelt daher zur Zeit auch die „*epidemische Genickstarre*“ *symptomatisch* d. h. in der ihr eigentümlichen Weise, welche auf **Unterdrückung** der Symptome gerichtet ist: Eisbeutel und Kühlschläuche auf den Kopf bezw. unter die Rückenwirbelsäule, Chinin gegen das Fieber, Salicylsäure gegen Gelenkschmerzen, Kalomel gegen Stuhlverstopfung, Jodkali zur Aufsaugung des Krankheitsstoffes, mittelbar also *gegen* die Hautauschläge, Narkotika d. h. Opium, Morphium, Chloralhydrat (*besonders bei kleinen Kindern empfohlen*), Atropin, Paraldehyd, Chloroform, Kokain gegen die *Schmerzen* werden empfohlen und angewendet.

Kann man sich wundern, wenn bei *solcher Giftbehandlung*, zu der dann noch die *Öl in's Feuer gießende*, sog. kräftige Diät: *Fleisch, Fleischextrakt, Eier, Wein* u. s. w. hinzutritt, bis zu 75 % der Kranken zu Grunde gehen und von den sog. „Geheilten“ noch Viele Nachkrankheiten durchmachen, Manche mit *Blindheit, Taubheit* oder *Wasserkopf* behaftet bleiben?

Wie anders die Behandlung der Naturheilkunde! Auch sie behandelt freilich **symptomatisch,** aber in **ganz anderem Sinne.** Sie sieht die Krankheitssymptome als *Fingerzeige* dafür an, *wo die Natur der Nachhülfe und Unterstützung bedarf, um* **ihr Heilbestreben erfüllen zu können.** Die anfänglich fast immer bestehende *Stuhlverstopfung* wird durch mildkühle größere und durch *nach* erfolgtem Stuhl beigebrachte kleinere und kühlere Bleibeklystiere gründlich beseitigt und ihrem Wiedereintritt durch eine vegetarische, *Getreide* (Hafer-, Weizen-Schrot, Gries) und *Obst* bevorzugende Diät vorgebeugt. *Feuchte Packungen* und milde (22—24° R.) *Halbbäder* mit kühleren Übergießungen (22—20° R.) lassen das Fieber seine Aufgabe, durch Hitze und schnellere Blutbewegung die Krankheitsstoffe zu vernichten bezw. zur *Haut hinauszutreiben*, erfüllen. Es schwindet in dem Maße, wie die, den Krankheitsstoff ausscheidenden *Ausschläge* auf die Haut treten. An die *große Empfindlichkeit* der Haut **störe man sich nicht:** sie schwindet am raschesten in den *Packungen* (die nicht zu kühl [18—20° R.] genommen werden dürfen) und in den milden *Halbbädern*.

Wo das *Fieber darniederliegt, torpide* ist, die *Haut empfindungslos*, sind den Packungen vorausgehende *heiße Bäder* (31—33° R.) angezeigt.

Mit *kühlem* (18—16—14° R.) nassem *Leinwandturban* (4 fache bis 8 fache Leinwand) um Kopf und Nacken, gewechselt, wenn sie *heiß* werden, mildert man die *Kopfschmerzen* und erhöht man die *Kopfausdünstung* (welche der *Eisbeutel* eben unterdrückt und damit die innere Entzündung steigert).

Systematisches Wassertrinken oder Citronenlimonade in Verbindung mit wolleüberdeckten mildkühlen Unterleibsumschlägen event auch *Dampfcompressen* mit nachfolgenden kühlen Abwaschungen vermehren und reinigen die Harnausscheidung und halten in Verbindung mit warmüberdeckten Wadenumschlägen und *warm* gehaltenen (event. mittelst heißen Wasserkrügen und Dampfkrügen) Füßen den Zudrang von Krankheitsstoffen vom Gehirn ab.

Das sind die Grundzüge einer, freilich für das Krankenwärterpersonal *nicht bequemen*, aber die Symptome der Krankheit *richtig bewertenden* Behandlung, welche die Heiltendenzen der Natur unterstützt, nicht aber ihnen entgegentritt. Ihre genauere Ausführung, die jedem Naturheilkundigen nach den hier gegebenen Andeutungen geläufig sein wird, muß ich mir hier versagen. Es genüge die Angabe, daß sie bei mehreren mir genauer bekannt gewordenen Fällen und darunter in einem sehr complicierten, mit Pneumotyphus (typhöser Lungenentzündung) verbundenen Falle vollständige Heilung ohne alle Nachkrankheiten erzielt hat.

Würde diese rationelle Behandlung sich einbürgern, so würde der nunmehr vor der „*epidemischen Genickstarre*" einhergehende Schrecken sich bald ebenso völlig *verlieren*, wie ihr jetziger **Wert für die Reklame medizinischer Alleinherrschaft in der Volksgesundheitspflege!**

Dem Giftheilmittel-Aberglauben ein völliges Ende zu bereiten, wird freilich nur der **Aufklärungarbeit der wahren, der Naturheilkunde** gelingen, einer Aufklärungsarbeit, welcher auch diese Schrift gewidmet ist, die freilich noch lange nicht Alles das hat sagen dürfen, was sie so gerne gesagt hätte! Nur piano und schrittweise darf der, in Jahrhunderten großgezogene und mit „wissenschaftlichem" Brimborium behängte Aberglaube bekämpft werden.

Einen Erfolg aber wird diese Schrift **ganz sicher haben:** sie wird dem Verfasser die grimmigste Feindschaft zahlreicher bazillenfürchtiger Laien und bazillensüchtiger Charlatane zuziehen! Da gilt denn das schöne Wort Leopold Schefer's, der in seinem Laienbrevier zum 30. März sagt:

„Dir müssen Feind sein, die die Knechtschaft wollen!"
„Dir müssen Feind sein, die die Wahrheit fürchten!"
„Dir müssen Feind sein, die das Recht verdrehen!"
„Dir müssen Feind sein, die von Ehre weichen!" u. s. w.

„Viel Feind, viel Ehr", sagt ein altes Sprüchwort. Aber **„viel solche *Feind*, welch' ungeheure Ehr!"**

Ende!

Naturheilverfahren für Menschen und Tiere.

Schriften

des

Oberst a. D. Spohr.

Die Diphtheritis, ihre Entstehung, Verhütung und naturgemäße Heilung ohne Anwendung von Arznei. 3. Auflage. 1894. Schmorl & von Seefeld Nachf., Hannover. M. 0.50.

Die Cholera, ihre Verhütung und Heilung. 2. Auflage. 1885. Schmorl & von Seefeld Nachf., Hannover. M. 1.—.

Die Behandlung von Wunden nach den Grundsätzen der Naturheilkunde. 1886. G. Schuhr, Berlin. M. 1.—.

Die naturgemäße Pflege des Mundes und der Zähne. 1889. G. Schuhr, Berlin. M. 0.50.

Der Brechdurchfall der Säuglinge (cholera infantum, Kinder-Cholera) und seine naturgemäße Behandlung. 1890. J. Schirmer, Berlin. M. 0.50.

Die Folgen der Impfung in Volk und Armee. Ein Gutachten auf Grund 48jähr. Erfahrungen. 1891. L. Volkmar, Leipzig. M. 0.50.

Die Pocken, ihre Entstehung, Verhütung (nicht durch Impfung) und naturgemäße Heilung nebst Vorschlägen zur Verhütung von Impfschädigungen und zum Sturze des Impfgesetzes, mit einem Vorwort: Über die Koch'sche Tuberkulose-Impfung, ihre wahrscheinlichen Zwecke und Ziele. 1891. G. Schuhr, Berlin. M. 0.40.

Die Medizin vor dem Gericht der Öffentlichkeit. 1894. Chr. G. Tienken, Leipzig. M. 0.50.

Geschlechtskrankheiten der Männer, ihre Entstehung, Verhütung und naturgemäße Heilung. (Naturheilverein Nürnberg. 2. Auflage. 1896. Wörlein & Comp., Nürnberg. M. 1.50.

(Fortsetzung auf der vorletzten Seite des Umschlages.)

Über naturgemäße chirurgische Methoden zur Heilung von Knochenbrüchen. Hugo Steinitz in Berlin. 1900. M. 3.—.

Bart- und Kopfflechten, ihre Entstehung, Verhütung und Heilung. 1897. W. Möller, Berlin. M. 0.50.

Über Halskrankheiten. 2. Auflage. 1899. Woerlein & Comp., Nürnberg. M. 0.50.

Die naturgemäße Gesundheitspflege der Pferde, als Vorbeugung gegen Krankheiten mit besonderer Berücksichtigung militärischer Verhältnisse nach 60 jähr. eigenen Erfahrungen bearbeitet. 4. Auflage. 1904. Schmorl & von Seefeld Nachf., Hannover. M. 3.—.

Die Bein- und Hufleiden der Pferde, ihre Entstehung, Verhütung und arzneilose Heilung nebst einem Anhang über arzneilose Heilung von Druckschäden und Wunden. 7. Auflage. 1903. Arwed Strauch, Leipzig. M. 2.—.

Die inneren Krankheiten der Pferde, ihre Entstehung, Verhütung und naturgemäße Heilung ohne Anwendung von Arznei. 4. Auflage. 1904. Schmorl & von Seefeld Nachf., Hannover. M. 4.—.

Die Influenza (Grippe, Brust- und Rotlaufseuche) der Pferde, ihre Entstehungsursachen, Verhütung und naturgemäße Heilung ohne Anwendung von Arznei. 1889. Vom kgl. Kriegsministerium prämiierte Preisschrift. Schmorl & von Seefeld Nachf., Hannover. M. 1.50.

Die Kolik der Pferde, ihre Entstehung, Verhütung und naturgemäße Heilung ohne Arznei. 1889. Vom kgl. Kriegsministerium prämiierte Preisschrift. Schmorl & von Seefeld Nachf., Hannover. M. 1.50.

Die Zäumung bei Reit- und Kutschpferden. Eine rationelle Zäumungslehre auf teilweise neuen, als richtig nachgewiesenen Grundlagen: nebst Bemerkung über Reiterei, Gebiß und Zügelwirkung. 1888. Schmorl & von Seefeld Nachf., Hannover. M. 3.—.

Die Logik in der Reitkunst. I. Teil. 1903. Schickhardt & Ebner (Konrad Wittwer), Stuttgart. M. 2.80.

Die Logik in der Reitkunst. II. Teil. 1904. Schickhardt & Ebner (Konrad Wittwer), Stuttgart. M. 1.50.

Zu beziehen durch **K. LENTZE,** Verlag, **LEIPZIG,**

sowie durch alle anderen Buchhandlungen.

Druck von Oscar Brandstetter in Leipzig. 27839.

MIX
Papier | Fördert
gute Waldnutzung
FSC® C083411

Zeitfracht Medien GmbH
Ferdinand-Jühlke-Straße 7
99095 Erfurt, Deutschland
produktsicherheit@kolibri360.de